激发孩子想象力的1000个
奇思妙想
破解自身的密码

于秉正 主编

U0257172

北京出版集团
北京少年儿童出版社

图书在版编目（CIP）数据

破解自身的密码／于秉正主编. — 北京：北京少年儿童出版社，2017.1
（激发孩子想象力的1000个奇思妙想）
ISBN 978 - 7 - 5301 - 4720 - 7

Ⅰ. ①破… Ⅱ. ①于… Ⅲ. ①人体—青少年读物
Ⅳ. ①R32 -49

中国版本图书馆 CIP 数据核字（2016）第 065256 号

激发孩子想象力的1000个奇思妙想
破解自身的密码
POJIE ZISHEN DE MIMA
于秉正　主编

*

北 京 出 版 集 团
北 京 少 年 儿 童 出 版 社　出版
（北京北三环中路6号）
邮政编码:100120

网　　址：www . bph . com . cn
北 京 出 版 集 团 总 发 行
新 华 书 店 经 销
雅迪云印（天津）科技有限公司印刷

*

787 毫米×1092 毫米　　16 开本　　8 印张　　80 千字
2017 年 1 月第 1 版　　2021 年 11 月第 6 次印刷
ISBN 978 - 7 - 5301 - 4720 - 7
定价：19. 80 元
如有印装质量问题，由本社负责调换
质量监督电话：010 - 58572393

足不出户
眼观天下

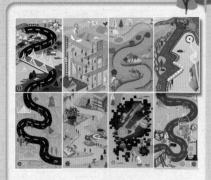

忍住一个嗝，它会变成屁吗？

走进《破解自身的密码》，

你将找到对人体奥秘的科学解答！

我们精心制作了8张AR地图，就藏在每本书里。聪明的小朋友，你能找到它们吗？集齐8张地图有惊喜哦！

（具体活动详情见北京少年儿童出版社官方微信。）

AR地图使用说明

STEP1:
用你的移动设备（手机或平板电脑）扫描右侧二维码，关注"北京少年儿童出版社"官方微信，进入"下载专区"，下载并安装"大开眼界"APP。

STEP2:
点击"大开眼界"APP进行注册、登陆。

STEP3:
在APP的"书架"中选择你购买的图书，下载相应的AR内容，并点击播放。

STEP4:
寻找隐藏在AR地图里的页码，并将移动设备的摄像头对准相应页码内的图片，一起大开眼界吧！

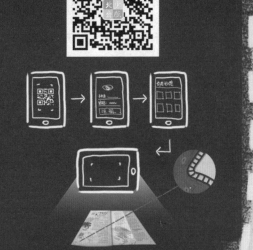

易视互动
e.VR.interactive

北京易视互动传媒科技有限公司是一家致力于打造灵境技术（VR）和增强现实技术（AR）为基础的数字内容供应商。目前已重磅推出了国内第一套VR技术丛书"大开眼界 恐龙世界大冒险"和AR技术丛书"激发孩子想象力的1000个奇思妙想"。公司将着力把"大开眼界"发展为中国最大的集VR技术、科普阅读、家庭娱乐为一体的发布平台。

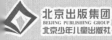
北京出版集团
BEIJING PUBLISHING GROUP
北京少年儿童出版社

易视互动客服电话：400-660-9178

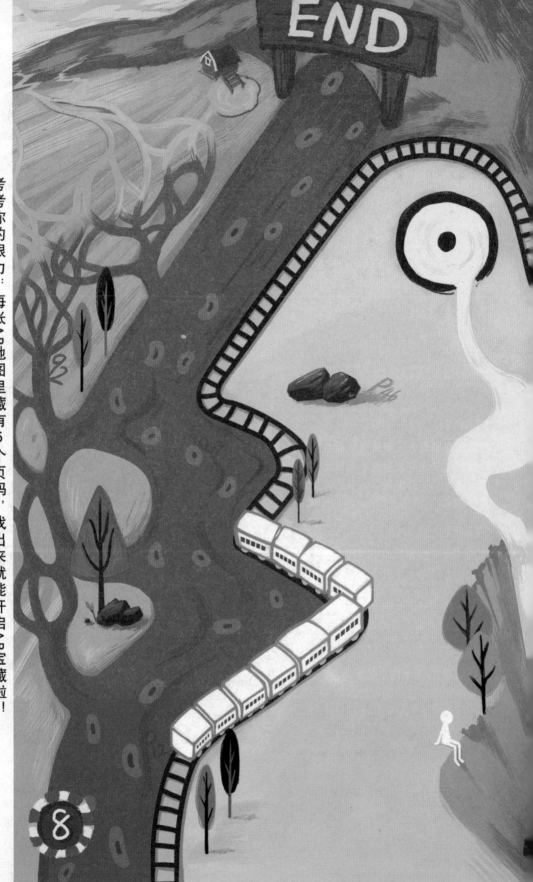

考考你的眼力：每张AR地图里藏有5个页码，找出来就能开启AR宝藏啦！

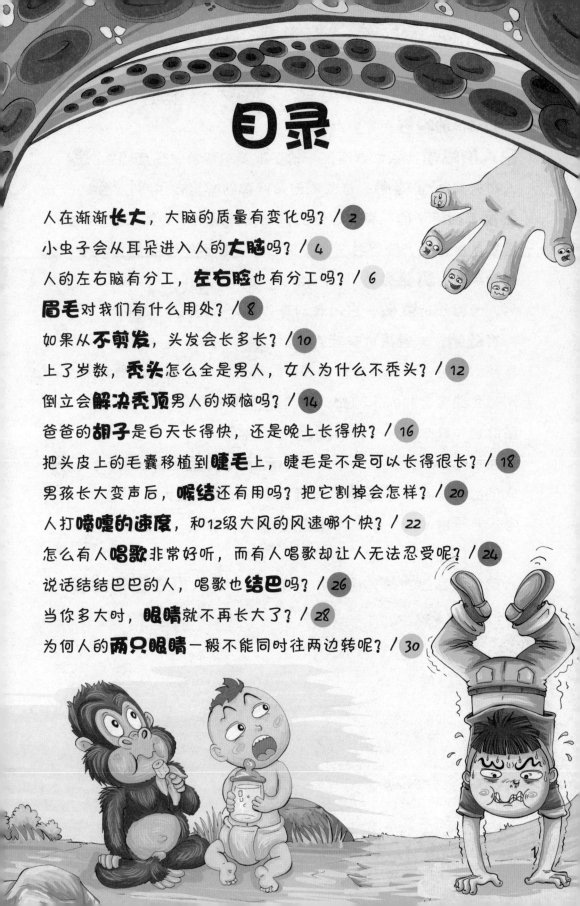

目录

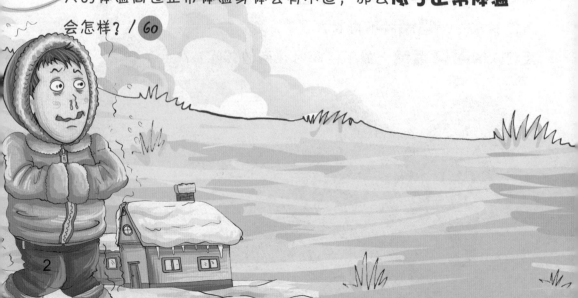

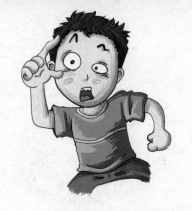
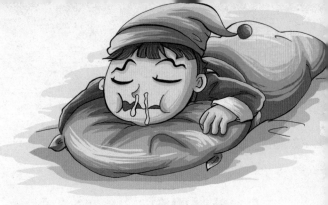

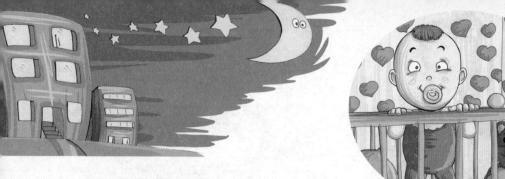
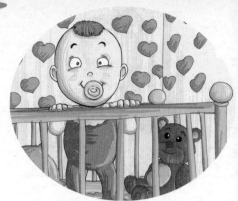

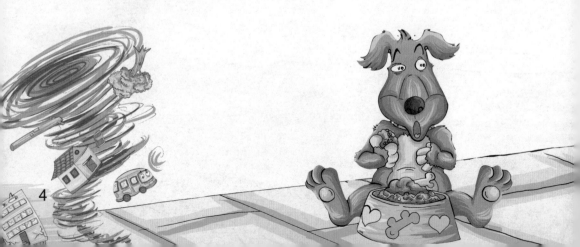

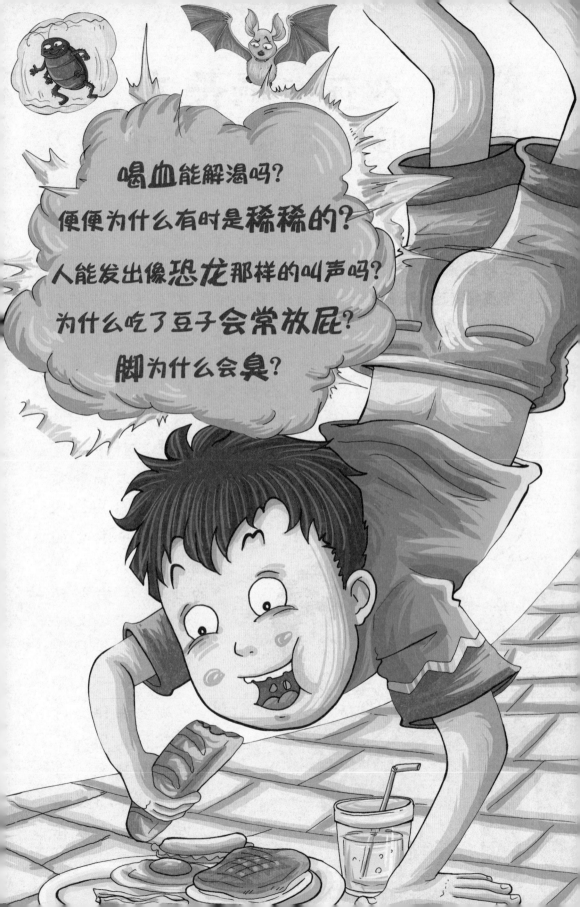

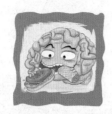

人在渐渐长大，大脑的质量有变化吗？

"体重又增加了！"

人在渐渐长大，体重当然也在慢慢增加。你为自己的成长感到自豪的同时，有没有想过自己的大脑也有质量，大脑的质量增加了多少呢？不会光是长高和长胖了吧！也许是想过，可就是没办法称啊。曹冲只能想到好办法称出大象的质量，大活人的大脑质量可是绝对称不出来的。

不过，科学家有办法来确定大脑的质量。据他们测算，人脑的质量占体重的2%~2.5%，成人的大脑质量大约为1200~1500克。也许你还有个疑问——人脑的质量在什么时候就停止增加了呢？据研究，当孩子长到3岁以后，体重仍在

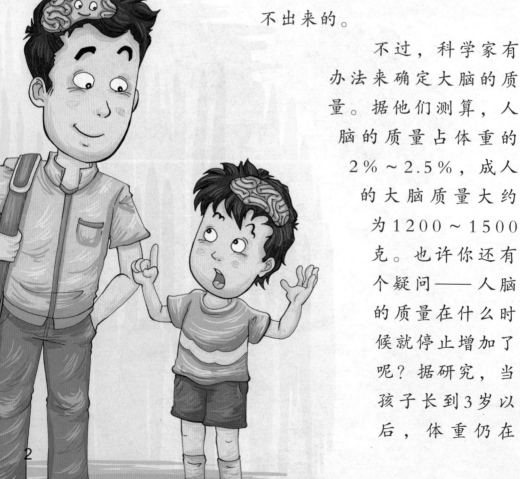

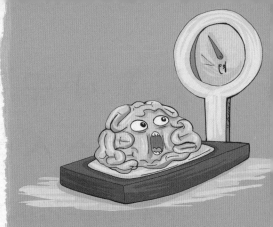

增加，而大脑的质量增加就很缓慢了。到了7岁，大脑已经发育完全，接下来就可以进行知识的学习和技能的培养了。

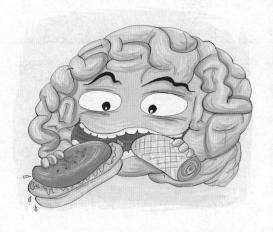

令你惊讶的事实！

人类的大脑由上百亿个神经细胞构成。虽然大脑的质量只占体重的很小一部分，但却消耗了身体大量的能量和氧气。

是不是脑袋越重，人就越聪明呢？

因为脑袋越重，脑容量也就越大，掌握的知识也就会越多呀。其实，这并不是绝对的。历史上很多在各个领域做出非凡贡献的、智商非常高的人，脑部质量是相差很多的。

在动物界，大象的脑重和鲸鱼的脑重都是你的好多倍，但是它们可没有你聪明。可见，智商的高低和大脑的质量没有必然的联系。

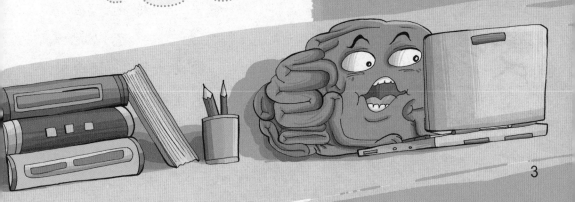

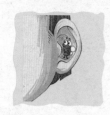

小虫子会从耳朵进入人的**大脑**吗？

一只小虫子如果横冲直撞，不小心闯进了你的耳朵里，你一定不想让它待得太久吧？它老实点儿也就罢了，万一钻得更深一些，进入大脑怎么办？哈哈，进入大脑？你怎么就不能往好处想呢？比如，它会不会从另外一只耳朵里飞出来呢？当然，这只是开个玩笑而已。可以肯定地告诉你，小虫子是绝对不会从耳朵进入你的大脑的。

因为人的耳朵与大脑并不相通，否则你洗澡或游泳的时候，脑袋不知道会进多少水呢！

尽管小虫子不会进入大脑，但它在耳朵里折腾，也会让你吃不消——可能会给你带来难以忍受的疼痛和恶心。如果这时你再不断地扯动你的耳朵，或者用耳挖勺乱掏一气，想把小虫子轰出来，结果很可能会更糟糕，严重的还会影响听力呢。

那到底怎么办才好呢？可以把头歪向一边，让受小虫子困扰的那只耳朵朝上，在耳朵里滴几滴食用油，过

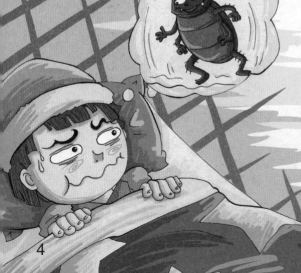

4

不了一会儿小虫子就会安静了。这时候，再用温水将小虫子冲出来就可以了。

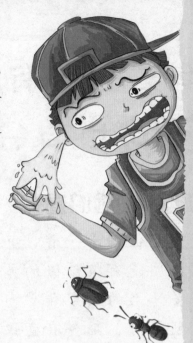

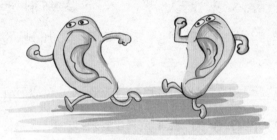

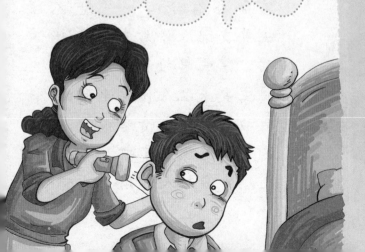

妈妈，妈妈，赶快来给我瞧瞧啊，我的耳朵里好痒啊，是不是有小虫子进去了？

耳朵里的**耳屎**作用大

如果你的耳朵里有耳屎，不要着急把它掏干净。因为耳屎可以滋润耳道皮肤上的细毛，保护外耳道的皮肤，同时还可以黏附灰尘。耳屎与耳道皮肤上的细毛还可以一起防止小虫子或其他微生物对耳朵的侵害。偶然闯进来的小虫等碰上密密的细毛，就不能前进了；而且耳屎的味道是苦的，小虫子尝到苦涩的耳屎后，便会"知难而退"。此外，耳屎富含油脂，能使耳道保持一定的温度和湿度，从而使耳道深处的鼓膜总是处于最佳工作状态。

5

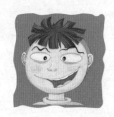

人的左右脑有分工，
左右脸也有分工吗？

你觉得自己的右半边脸好看，还是自己的左半边脸好看呢？照着镜子仔细看一看，并没有多大的差别啊！其实，它们之间是有极细微的差别的。你注意不到这一点，可许多著名的画家和雕塑家却注意到了，他们在进行艺术创作时，都会有意识地着重描绘和雕塑人的左半边脸。有人甚至认为，不管是哪种类型的女性，如果不看她的左半边脸，就感觉不出她的美来。

是不是又奇怪又有趣呢？针对这种现象，有人用高速摄像机拍摄了人脸部的各种表情。结果发现，人表情的变化是从左向右移动的，左半边脸的反应比右半边脸更加机敏，表情自然就更加丰富。这是怎么回事呢？

原来，人的左脑和右脑各有分工——左脑主要支配人体右半侧的活动，掌管思维和语言；右脑主要支配人体左半侧的活动，掌管表情和视觉。这下知道原因了吧？除此之外，多数人爱用右边的

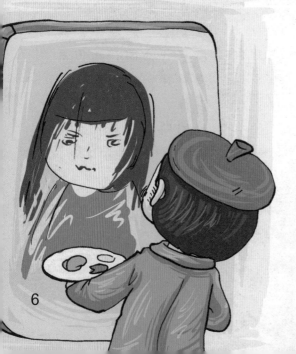

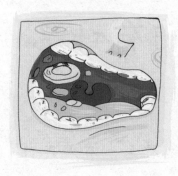

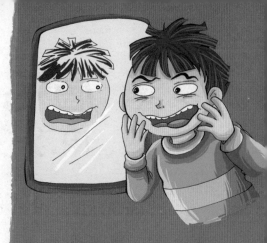

牙咀嚼食物，使右半边脸的嚼肌和下巴骨更加发达，而左半边脸更能给人一种温柔的感觉。

下回照相的时候，别忘了把身子稍稍向右侧一侧，这样照出的相片也许更漂亮。当然，如果你是左撇子，就选择让你的右半边脸面对观众吧。

左脑擅长识别自己

关于左脑和右脑的分工，科学家通过对一位左右脑联系中断、不能交换信息的病人进行了试验，获得了一个有趣的发现——右脑负责辨认别人的脸，左脑则负责辨认自己。

在这个试验中，研究人员将病人自己的照片、病人一个朋友的照片、经过处理的一些既像病人自己又像那个朋友的图片混合在一起，依次放在病人的左右视野中，让他判断图中的人是自己还是朋友。结果表明，他的右脑更倾向于把处理图片中的人认成那位朋友，左脑则倾向于认为是自己。

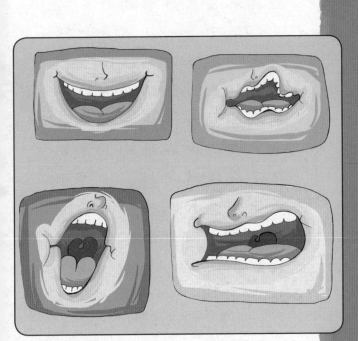

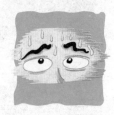

眉毛对我们有什么用处？

洗完脸后，看着镜子中自己的眉毛，有人或许会纳闷，额头和脸颊都是光滑的，只有双眉处长着毛，这是为什么呢？

也许你会说，是为了好看，两只眼睛上方如果光秃秃的多吓人呀！你有没有发现，眉毛所在地方的骨头（眉骨）是微微凸起来的？微微凸起的眉骨和上边生长着的眉毛，都是为了防止有杂物从上方进入眼睛里。假如没有眉毛，当你玩得大汗淋漓时，从头部流下来的汗水会把额头上的脏物冲到眼睛里，这样一来，眼睛就有感染疾病的危险。现在有了眉毛，就好像在眼睛上方架起了一道防护栏，使得汗水无法流入眼睛，而是改道顺着太阳穴的部位流向脸颊。

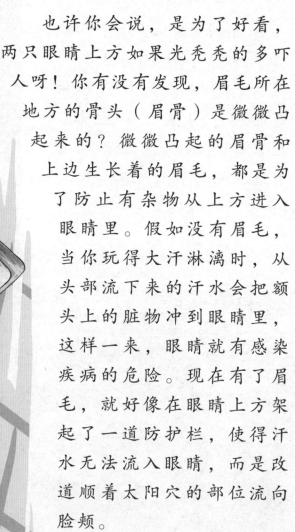

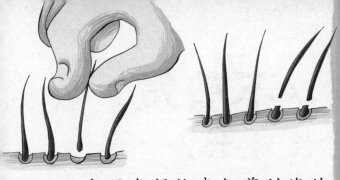

当理发师给我们剪刘海的时候，我们是多么怕他手一抖，把自己可爱的眉毛剪掉啊！不过别担心，眉毛被剪掉后还是会长出来的。因为眉毛的根部在皮肤下面，它会一直生长。但千万不要手痒痒去拔它，如果同一根毛被拔很多次，根部可能会永远受损，眉毛就再也长不出来了，到那时你后悔都来不及。

对了，眉毛还有一个好处。那就是在家长会结束后，看看爸爸的眉毛，你就知道等待自己的是什么了。

为什么头发就能一直长长，而眉毛却不能？

眉毛和头发一样，都有自己的寿命。一根头发的寿命一般为2～4年，这可比眉毛的寿命长多了！而且头发一生中用于生长的时间也比眉毛要长得多，头发还比眉毛长得略快一些呢！

师父的眉毛好长好长啊！我的眉毛怎么就没有那么长呢？

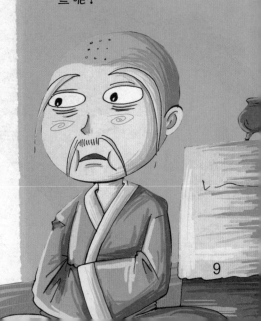

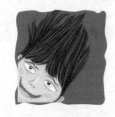

如果从**不剪发**，头发会长多长？

真想一辈子不剪发，看看头发到底能长多长。当然了，这种实验进行起来是非常困难的，甚至是不现实的。

在正常情况下，头发每天只能生长约0.3毫米，3天也才能长1毫米左右，显得并不是很快。可是，按照这个速度，头发一个月就能长约1厘米，如果3个月没有理发，这3个月内所增长的3厘米，就会让头发看起来仿佛一下子变长了很多。

你知道吗，成年女性的头发比成年男性的头发生长速度要略快一些，不过在青春期前，男孩却比女孩的头发长得快些。此外，头发在夏季要比在冬季长得快一些，白天也要比夜间长得快些。

毛发的变化

除了手掌、脚掌以外，人的整个身体上都长满了毛发。大部分毛发很细小，几乎看不到。我们祖先的毛发却非常浓密，那是用来抵御寒冷和强烈光照的。如今，这种保护功能已经渐渐退化，因为人们穿着衣服，只有保护头部的毛发还保留着"原来的模样"。

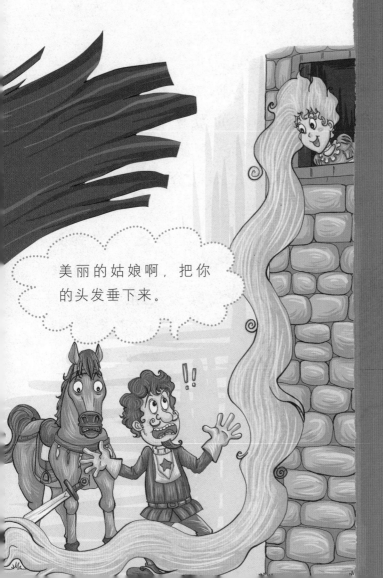

美丽的姑娘啊，把你的头发垂下来。

头发也有自己的寿命

每根头发的寿命一般为2~4年。头发的寿命是指头发的生长周期，即头发从毛囊处长出并生长，再到脱落的过程。当"老"的头发脱落后，毛囊处又会重新长出新的头发。不过，每个毛囊的生长周期并不是相同的，所以，头发并不会同时脱落，也就是说，满头的头发并不是都处于一个年龄段，而是也分"老"和"幼"。我们身体其他部位的体毛的寿命要比头发短得多，所以也长不了很长。比如睫毛的生长期只有3~5个月，腿毛两个月之后就掉了。

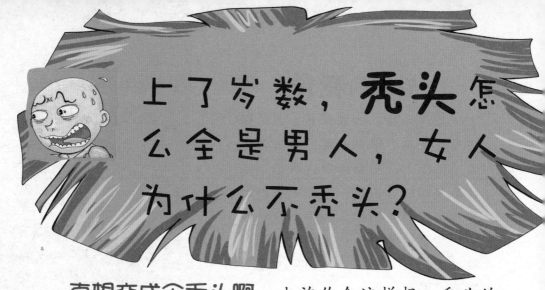

上了岁数，**秃头**怎么全是男人，女人为什么不秃头？

真想变成个秃头啊， 也许你会这样想，秃头的人夏天会凉快点儿，洗头会方便点儿，少点儿头皮屑的烦恼。

你也不难发现，怎么"聪明绝顶"的都是男人，而没有女人呢？原来，导致头发脱落的元凶是一种只存在于男人体内的激素。这种激素非常重要，它能使男孩发育成男人，但如果分泌过多，就会导致秃头。

但是，你知道吗，秃顶的人也会有头皮屑。所以，你不用为了躲避头皮屑的困扰而去把头发剃光，这么做是没有用

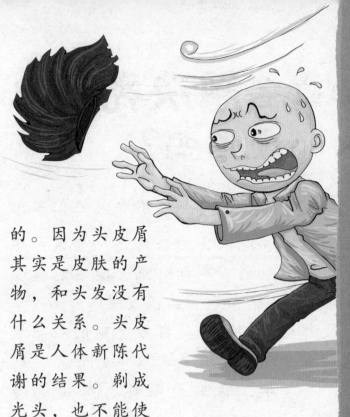

你知道自己有多少根头发吗?

你想不想知道自己有多少根头发呢?人类的头发根据种族和发色的不同,数量也有差异。黄种人约有10万根,拥有金黄色头发的白种人头发比较细,约有12万根,红色头发略粗,约有8万~9万根。

的。因为头皮屑其实是皮肤的产物,和头发没有什么关系。头皮屑是人体新陈代谢的结果。剃成光头,也不能使人体的新陈代谢停止啊!

秃顶可是会遗传的

一个"聪明绝顶"的爸爸很可能也会有一个"聪明绝顶"的儿子。当然,这种情况得等到儿子长大以后才会得到验证。

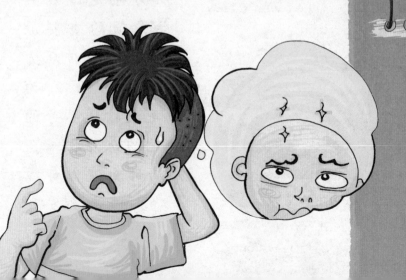

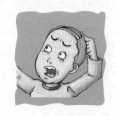

倒立会**解决秃顶**男人的烦恼吗？

你看见过秃顶的男人吗？ 可不要对他们露出厌恶的表情，他们也想拥有浓密的头发啊！那么，你知道导致男性秃顶的罪魁祸首是什么吗？能不能通过倒立增加头部血流的方式，重新长出头发呢？

医学专家一般都认为，遗传是男性秃顶的主要原因之一。如果皮脂腺分泌过于旺盛，人体的背部、胸部，特别是面部、头顶就会分泌出过多的油脂。

当头顶的毛孔被油脂堵塞，会使头发的营养供应发生障碍，导致逐渐脱发而最后成为秃顶。

此外，精神压力也是造成男性秃顶的重要原因。在精神压力的作用下，为毛囊输送养分的毛细血管收缩，局部血液循环障碍，造成头发营

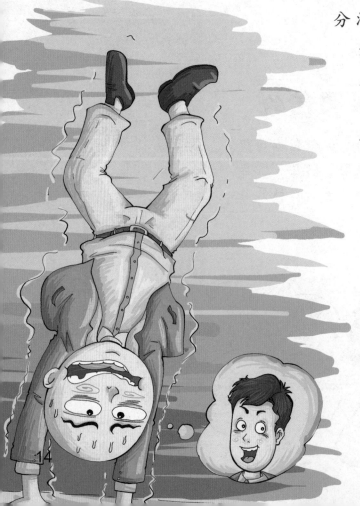

14

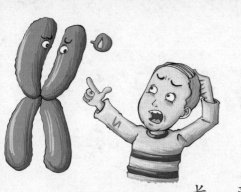

养不良。精神压力还可引起出汗过多和皮脂腺分泌增长，产生严重的头垢或皮屑，降低头发的生存环境质量，从而导致脱发。

在知道了上述导致男人秃顶的原因后，我们就可以知道，通过"倒立"增加头部血流来解决秃顶有多么荒谬了。如果秃顶是先天遗传，那么可以说是无药可救，如果秃顶是后天造成，那么就必须对症下药，至于"倒立"嘛，当作锻炼身体还是不错的。

如何防止早秃？

其实，后天的秃顶是完全有办法预防的。这需要我们多补充一些头发生长所必需的营养物质。

1.多食含植物蛋白的食品，如大豆、黑豆、玉米等。

2.常食富含维生素E的食物，如卷心菜、鲜莴苣、黑芝麻等。

3.防止骨胶质的缺乏，可以多喝骨头汤，如牛骨汤等。

4.减少纯糖（如蔗糖、甜菜糖）和脂肪的摄入，应多吃素食，如豆制品、新鲜蔬菜等。

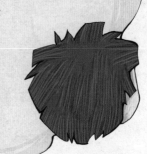

爸爸的**胡子**是白天长得快，还是晚上长得快？

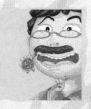

如果让你猜一猜上面这个问题的答案，也许你会说，还是白天长得快一点儿吧。原因是晚上的时候人要睡觉，爸爸下巴上的细胞也要休息，它们一旦停止工作，胡子当然就长得慢啦！

这样说似乎也有道理，不过，如果爸爸工作了一个通宵回到家，你会惊奇地发现，他的胡子好像长了很多。这似乎很好解释，爸爸一个晚上没睡觉，下巴部位的细胞也没睡觉，也等于是加班了一个晚上，于是胡子就长得快了点儿。

丰富的想象力值得表扬，但事实并不是这么

我都起床了，爸爸才回来睡觉！既然他忙得顾不上，就让我帮帮他！

16

简单的。爸爸的胡子在夜间"长得快"的主要原因并不在胡子，而在皮肤。皮肤如果在需要休息的时候没有得到充分的休息，就会变得没有弹性，埋在皮肤下的胡须因此便突了出来，让你产生错觉。

为什么有的女性也长胡须?

有时，我们会看到一些女性的嘴唇上方也长着胡须，有的胡须甚至和男性的一样浓黑，这是为什么呢？原来，女性体内有雌激素和雄激素两种激素，雌激素为主，雄激素为辅。可是，当代谢发生紊乱，雄激素分泌过多，甚至超过雌激素时，女性就会显示出一些男性的特征，即长出胡须。雄激素越多，胡须就越浓。

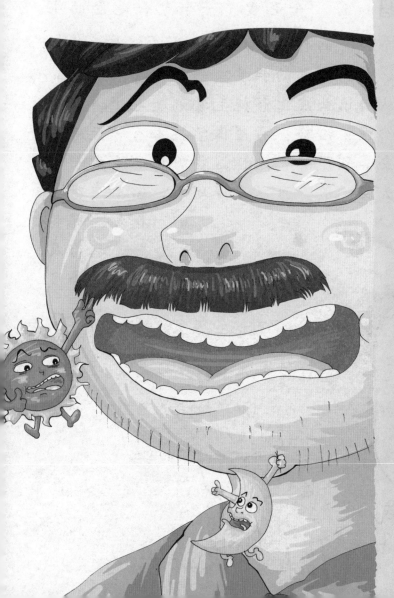

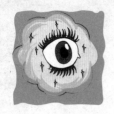

把头皮上的毛囊移植到**睫毛**上，睫毛是不是可以长得很长？

你知道吗，每一个毛囊（一个包含毛发的小坑）都具有一个神奇的作用，那就是决定毛发生长的速度与毛发脱落前所达到的长度。一些想要长睫毛的人会想，如果从自己头皮上移植毛囊到睫毛上，是不是就能如愿以偿呢？哈哈！希望医学技术有一天可以做到。不过，要真到了那一天，这些移植的毛囊长出的睫毛就会同头发一般，可以不停地长，需要随时修剪。看来，那些喜欢长睫毛的人在盼望这个美梦成真之前，最好考虑一下，自己是不是有足够的耐心和修剪睫毛的技巧呢？

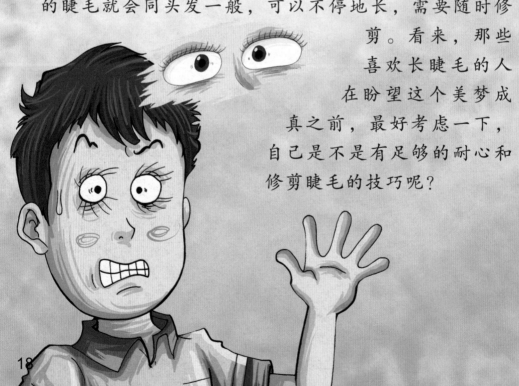

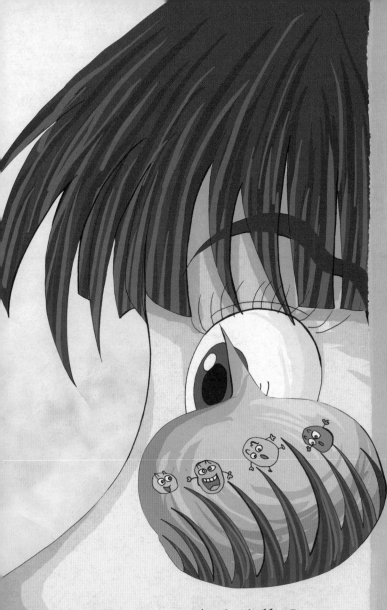

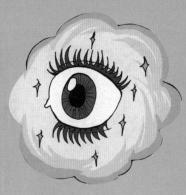

睫毛里竟然有生命?

你一定吓了一跳吧！生活在睫毛里的生物是什么？它们叫毛囊蠕形螨，是一种很小的虫子，身体细长，不到0.4毫米，呈蠕虫状，头朝下寄生于人和哺乳动物的毛囊和皮脂腺内，依靠分泌物和皮屑为生。大部分的成年人都或多或少地带有一些毛囊蠕形螨。如果一个毛囊中聚集太多的螨虫，就很容易引起睫毛的脱落。

睫毛的作用

眼睑的睫毛可以保护眼睛。它们可以阻挡尘土、昆虫，并为眼睛屏蔽反射的太阳光。如果你轻触上下睫毛的尖端，你可以感受到睫毛根部的神经有多敏感。因为睫毛向外突出，当有物体过于接近眼睛，碰触到睫毛时，可以引发保护性的眨眼反射。

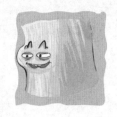

男孩长大变声后，喉结还有用吗？把它割掉会怎样？

我们经常见到成年男人的脖子前面有个可以活动的小疙瘩，让人感到非常好奇，这个小疙瘩就是喉结。喉结是人咽喉部位凸起的软骨，男人和女人都有，只不过女人的喉结没有男人的明显。

当我们还是小孩子的时候，男女的喉部发育并没有什么明显的差别，男孩和女孩说话的声音也差不多。可是，一旦到了青春期，男孩子由于雄激素的作用，喉结变得突出而明显了，声音也变得低沉浑厚；而女孩子在经历了青春期后，喉部并没有明显的变化，声音也变化不大。

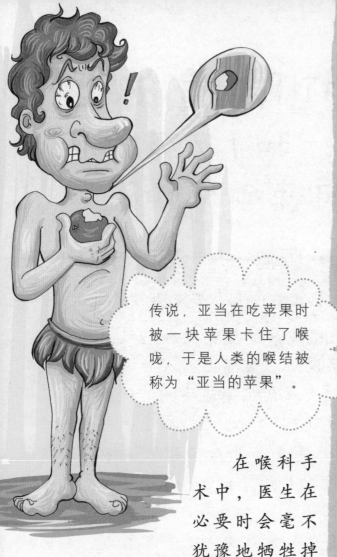

传说，亚当在吃苹果时被一块苹果卡住了喉咙，于是人类的喉结被称为"亚当的苹果"。

在喉科手术中，医生在必要时会毫不犹豫地牺牲掉喉结。

男女声音的差别

无论是男性还是女性，到了青春期，声音都会有所变化。但女性变化得不太明显，而男性则会变化明显，从儿童时期的高音变为成人时期的低音。男性的喉结就是这个时候变大、突出的。

有些女性的喉结也很突出

女性体内占统治地位的性激素是雌激素，雄激素的含量则非常少。可是，如果由于身体内部出了问题而导致雄激素增多，女性的喉结就会和男性一样凸起，不仅如此，有的女性声音还会变粗，甚至长出胡须呢！

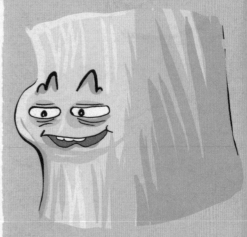

21

人打**喷嚏的速度，**和12级大风的风速哪个快？

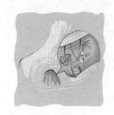

　　"阿——阿——阿嚏——"喷嚏打不出来可真难受啊！可如果打了出来，那威力可不小。

　　你知道吗，人打喷嚏的速度竟能和12级大风相提并论，真是太不可思议了。实际上，人打喷嚏的速度比12级大风的风速还快呢！12级大风的风速达到32.6米每秒以上，而人打喷嚏的速度呢？厉害的喷嚏喷出的气流每秒钟能跑出近90米的距离。（普通的小汽车在高速行驶的时候，最高时速也只能达到200千米左右，相当于每秒跑出56米的距离。）所以千万记住，打喷嚏时不要将口鼻完全捂住，气流如果不能从鼻子和嘴巴跑出来，就会压入内耳，后果不堪设想。

　　既然喷嚏的速度这么快，为什么没有像大风那样造成巨大破坏呢？这是因为喷嚏太小了，波及的范围实在是有限，即便它想造成破坏也是无能为力。

打喷嚏的时候最好是坐着，如果站立也最好扶着东西，或在打喷嚏的瞬间弯一下腰。因为如果姿势不当，打喷嚏会对身体造成伤害，比如有人就因为打喷嚏而导致肋骨骨折，还有的导致视网膜脱落——真是够吓人的！

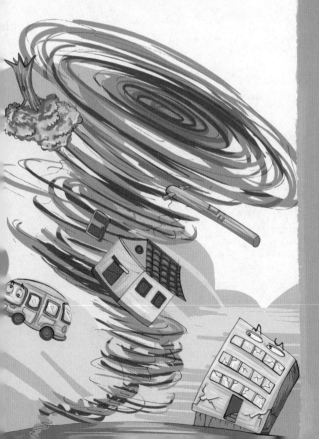

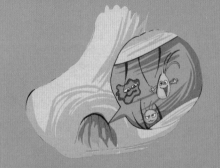

为什么人会打喷嚏？

打喷嚏是人体自我保护的一种本能反应。如果你闻到一些刺鼻的气味，或者你看不见的细小尘土钻进你的鼻孔，鼻子内的神经就会立即向大脑报告，大脑便发出命令去赶走这些东西，结果喷嚏就打出来了。当然，如果气温低，冷空气刺激了鼻黏膜，也会打喷嚏，提醒我们要多加衣服了。

打喷嚏能预防和治疗疾病

古人有一种"喷嚏疗法"——根据病人的不同病情，医生将少许具有不同药效的中药细末轻轻吹入病人的鼻腔内，病人受到刺激后打出喷嚏，从而带出有害细菌，达到治疗疾病的目的。

23

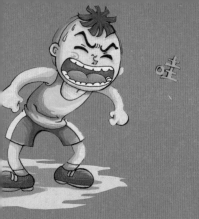

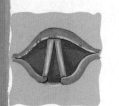

怎么有人**唱歌**非常好听，而有人唱歌却让人无法忍受呢？

人能发出像**恐龙**那样的叫声吗？

科学家通过研究恐龙的骨架结构（主要是声带部位）发现，恐龙的声带结构非常特殊，而且它们具有十分惊人的肺活量，因此恐龙发出的叫声震耳欲聋。但是，人的声带和肺活量与恐龙的差别很大，不足以发出那种叫声。

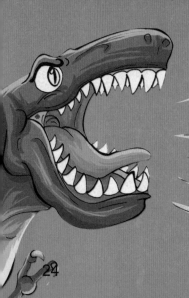

你会唱歌吗？ 和小伙伴比一比，谁唱得好呢？比较之后，你也许会发现，有的人天生拥有一副好嗓子，而有的人却是"五音不全"。这是怎么回事呢？

其实，一个人唱歌好不好听，首先取决于这个人是否拥有健康的发声器官，其中较为重要的部分就是声带。如果把人的发声器官比喻成一把小号，声带就相当于吹号的嘴唇，声带上面的气道作为共

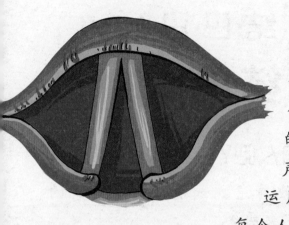

鸣器，而口腔类似于小号的喇叭嘴，将声音传播出去。正常情况下，我们每个人的发声器官都是健康的，都具备了唱出动听歌声的前提条件。但是能否运用好这些发声器官就不是每个人都能做到的了，需要经过专业的训练，学会巧妙地配合使用身体的各个部位。这些能力都不是天生的，而是后天获得的本领。

也就是说，即使你现在还唱不出动听的歌曲，也不要着急。因为如果加强后天的学习和训练，是可以唱出悦耳歌声的。

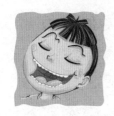

说话结结巴巴的人，唱歌也**结巴**吗？

你一定见过口吃的人吧？他们说话的时候结结巴巴的，让听的人都替他着急。如果让一个口吃的人去唱歌，他能顺利地唱下来吗？

事实上，说话结结巴巴的人，在唱歌的时候却可能非常流畅，一点儿障碍都没有。这是为什么呢？想搞清这个问题，我们首先了解一下口吃的人为什么说话结巴。

经过数十年的研究，研究人员已经找到了口吃的原因。研究显示，我们说话的节奏、速度和逻辑都

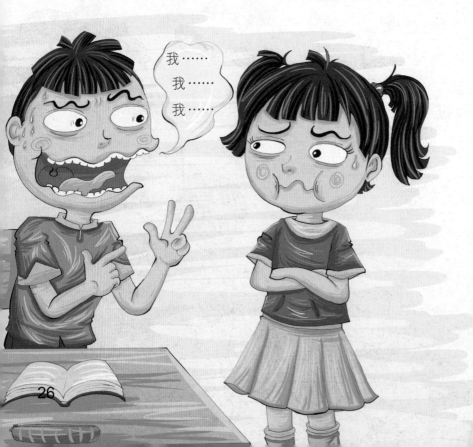

26

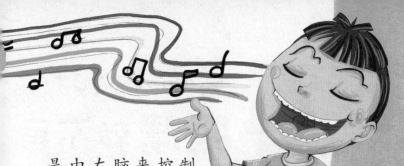

是由左脑来控制的。那些从小就有口吃症状的孩子，左脑可能都有一些缺陷。因此他们在说话的时候，就不太能掌握好说话的速度和节奏，抓不住说话的那种感觉，导致出现词语重复、不断"卡壳"等现象，也就是口吃。当然，左脑功能欠缺只是导致口吃的原因之一。此外，紧张和焦虑等因素也会导致口吃。

而在唱歌的时候，由于歌曲的旋律和歌词是事先已经听了好多遍的，在脑海里已经变成了一个整体的记忆，再加上唱歌主要是在右脑的控制之下，所以口吃的人也能一口气顺利地唱下来。

口吃怎么治？

这要分情况，如果是精神受到刺激或心理障碍等原因导致的口吃，可以通过专门的训练方法，比如"言语训练""放松训练""心理治疗"等来循序渐进地逐步克服。但如果是某种脑功能缺失或神经障碍等因素导致的口吃，就只能通过手术等方式治疗了。

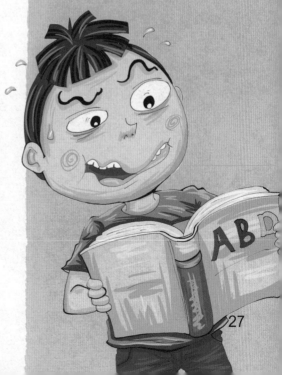

27

为什么小孩子的眼睛是清澈透明的，而老年人的眼睛是浑浊的呢？

不知道你有没有发现，小孩子的眼睛大多都是清澈透明的，而老年人的眼睛总是浑浊的。这是怎么回事呢？原来，人的眼球表面有一层薄薄的透明的膜，称为结膜，结膜层长期受到紫外线、粉尘等影响，同时随着人的年龄增长，人体会分泌色素，这些色素在眼睛里都会慢慢积淀。于是从表面上看，白眼球出现微微凸起的暗黄色物质，黑眼球也会变得浑浊了。

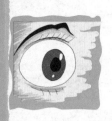

当你多大时，眼睛就不再长大了？

小时候，你一定希望自己长高个儿，这样就能轻易够到放在柜子上的玩具；你一定希望自己的小手变大点儿，这样就能一次抓好多糖果；你一定希望自己的小脚丫变大些，这样就能想怎么跑就怎么跑，也不用妈妈担心你会摔倒了；你一定还希望自己的小眼睛变成大眼睛。

嗯，前面的想法还比较合情合理，随着年龄的增长，这些都会变为现实。最后一个嘛——小眼睛变成大眼睛，就不那么容易了。

你刚生出来的时候，眼球的直径比成人的要小一些。

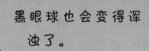

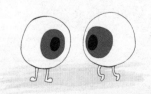

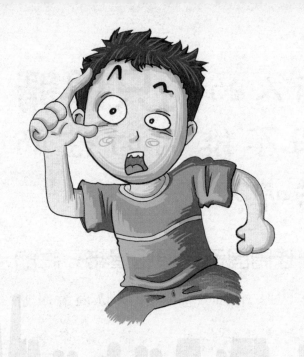

在你出生的第一年里，眼球的确会慢慢长大；到你2岁的时候，眼球会渐渐接近成人眼球的大小；而到你3岁以后，眼球几乎就不会继续长大了。

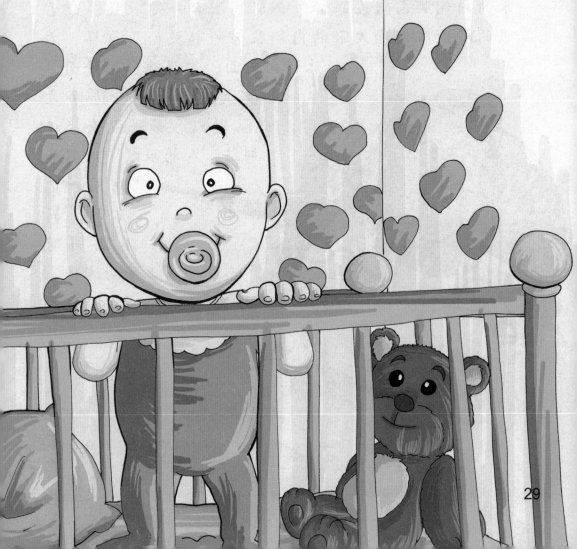

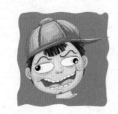

为何人的**两只眼睛**一般不能同时往两边转呢？

原来，每只眼球周围都有像松紧带一样的**肌肉**，这些肌肉叫作"眼外肌"。眼外肌协调着眼睛的转动。当眼睛要看左边的物体时，大脑就会命令右眼的内侧肌肉与左眼的外侧肌肉配合一起收缩，让右眼的外侧肌肉和左眼的内侧肌肉一起放松。这样，右眼球移向内面，左眼球移向外面，两只眼球就一起转向左边。所以，如果没有经过训练，人的眼睛一般只能向同一边看齐，而不能同时往两边转。

眼皮跳动与"跳财"或"跳灾"有关系吗?

有的人如果眼皮跳动，马上会想到是"跳财"还是"跳灾"。其实，眼皮跳动是眼睛周围的肌肉受到刺激而引起的，提醒你眼睛累了，需要休息一下，这与"跳财"和"跳灾"没有任何关系。一般来说，看书太久或睡眠不足都会引起眼皮跳动。此外，眼睛里进了异物，或受到强光或化学药物的刺激，或经常抽烟喝酒等，也会引起眼皮跳动。

眼睛被蒙起来以后，人为什么就不能走直线了呢?

当人闭上眼睛后，所走的路线会形成一条弧线，而不是一条直线。这和人在沙漠里迷路是一样的道理。平时，我们走路时，两条腿是听从大脑指挥的，大脑根据眼睛所得到的信息会自动校正方向，所以我们想往哪里走就往哪里走。但是，如果眼睛被蒙起来，大脑无法收到外界的信息，无法指挥两条腿有方向性地行走。于是，人就会本能地走偏，无法走成一条直线。

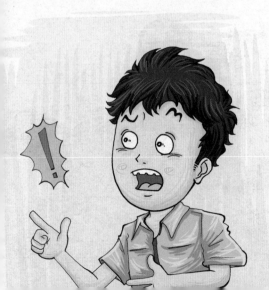

为什么守株能够待兔?

眼睛长在头部两侧的动物视野比较宽，但是这样的动物对正前方的物体及距离的判断没那么准确。比如斑马、兔子等，它们在被天敌追赶时很可能忽视前方而撞到树上；而有些动物不但视野宽，视力也非常好，对距离判断非常准确，比如鹰。

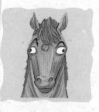

人和马谁的视野更宽?

马的眼睛长在了头的两侧，这样一来，马的视野就变得非常宽广了。你会不会很好奇马都看到了什么呢?

先看看我们人类，通常情况下，人类两眼同视可以看见200度左右的范围。这样的视野范围大约也可以看见一点点斜后方的事物。

而马呢? 它大约可以环顾350度的周围环境。这样可真不赖呀! 但对赛马而言，视野宽广

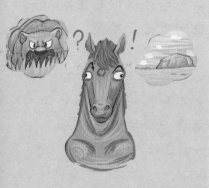

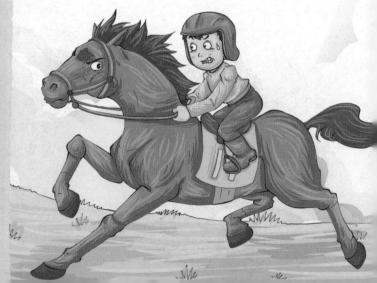

并非好事。因为宽广的视野，会让旁边及后方追来的对手进入眼帘，导致注意力分散，因此人们通常给赛马套上一个器具，遮盖它的眼睛，来限制它的视野。

一只眼的视野呈现一个扇形，两只眼的视野就会有重叠的地方。人类视野重叠的地方比较大，所以视觉比较好。而像马等动物，眼睛分别位于头的两侧，距离也比较远，两只眼的视野重叠的地方就比较小。因此，如果你站在它的正前方并且比较远的位置，它是可以看清你的；而如果把一件东西放在它的鼻子上，它就看不见了。

人的视野什么情况下会有变化？

人的视野在一些情况下会发生改变，不过遗憾的是，这种变化是指变得狭窄而不是宽广。比如在夜色中，人的视野就会变小。

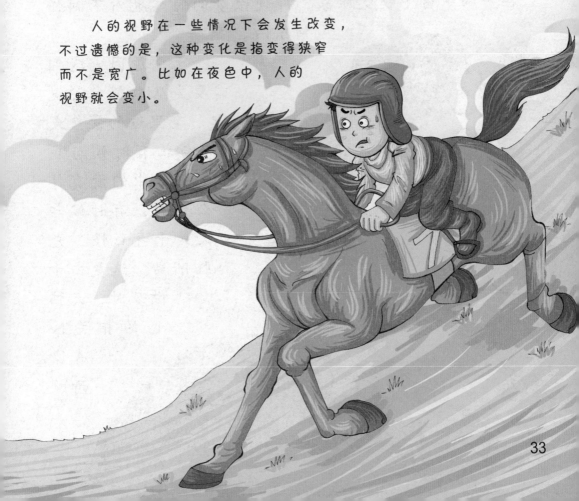

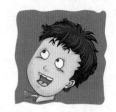

盲人的眼睛什么也看不见，他在睡梦中能看见东西吗？

我们都知道，盲人的眼睛什么也看不见，那么他在梦里是不是也什么都看不见呢？这就要看是哪种盲人了。如果原来什么都能看见，但是后来变瞎了的盲人，做梦的时候就能看见东西；如果是先天性的，从一出生就什么都看不见的盲人，他们从来没有在头脑中留下视觉印象，即使做梦的时候也看不到任何东西。

至于原因，我们需要先从做梦本身说起。梦里边的景象或人与物有时候与我们生活中的没有什么差别，有时候却又是千奇百怪、光怪陆离。这是由于做梦时，大脑的相关区域不像清醒

34

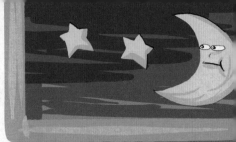

的时候那样受控制，导致本来见过的东西出现了毫无逻辑和道理可言的变化，所以才显得稀奇古怪。但是不管怎样，梦里的东西几乎都是我们曾经见过的或感受过的。

天生的盲人由于从小到大从来就没有看过这个世界，所以他的大脑对这个世界的样子没有任何概念，有的只是一片黑暗，甚至连光明是怎样的都不知道。所以，他即便是做梦，也只能做出与听觉、感觉以及味觉有关的梦。

而对于后天失明者来说，在丧失视力的头一年，失明者常会做回想之梦，重现往日丰富的视觉经验，比如他梦到他的家人给他一个亲热的拥抱。这样的梦境会协助失明者慢慢适应创伤。

聋子做梦
的时候能听见声音吗？

关于这个问题呢，其实就和盲人做梦一样，如果是后来变聋的人，做梦的时候则依然可以听到声音，如果是患先天性耳聋的人，那么由于对声音没有概念，做梦的时候要么是没有声音，要么就是自己想象出的"声音"。

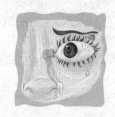

人每天都**分泌眼泪**，这些眼泪最终都到哪里去了呢？

即使没有哭，你的眼睛也会分泌眼泪。只有在你闭上眼睛睡觉的时候，眼泪才会停止分泌。真搞不懂，既不感到悲伤难过，也没有感动到不行的地步，为什么要浪费身体里的水分呢？其实，眼睛不时地分泌眼泪是十分有必要的——眼泪可以清洁眼球表面、防止眼球表面干燥，使眼睛感觉舒服，看起东西来也更加清晰。

眼泪是怎么产生的呢？在我们眼眶外上方的一个窝里，有一个形态像杏仁的东西，这个东西就叫作泪腺，眼泪就是由它产生的。

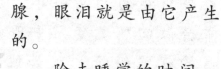

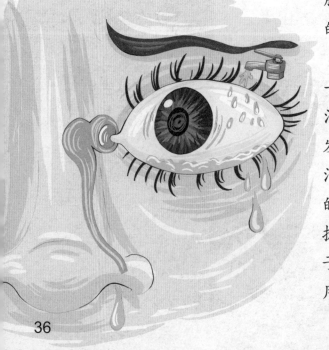

除去睡觉的时间，一年究竟能分泌多少眼泪呢？科学家通过研究发现，人一年分泌的眼泪也就相当于一罐可乐的量。（不过这是有前提的，如果你经常哭鼻子，一个可乐罐可不够用。）这些眼泪到哪儿去了呢？原来，眼泪流过眼球表面时，有一小部分会蒸发掉，其余的眼泪会通过鼻泪管流到鼻子里，由鼻子排出体外。

噢，怪不得在每次受了委屈实在忍不住大哭一场的时候，会"涕泪横流"呢！原来是这时的眼泪太多了，好多流到鼻子里去了。

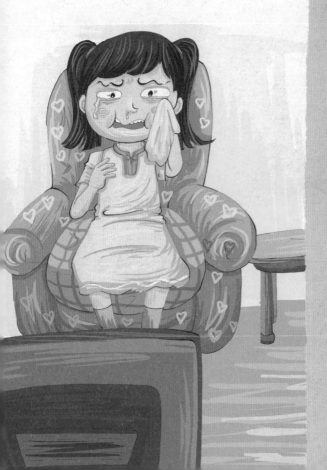

眼泪会有流干的一天吗？

有时候会听说有人因为经常哭而把眼泪流干了，那么眼泪到底会不会流干呢？答案是不会的。只要我们还活着，泪腺就会在我们醒着的时间内一直不停地分泌眼泪。不过，如果泪腺出了问题而使得分泌的眼泪不足时，会使人患上"干眼症"，从而会觉得眼睛干涩和有异物感，甚至出现怕光和视物模糊等症状。

眼屎从哪里来？

你起床后，会发现自己眼角处的眼屎吗？原来，我们的眼皮里会分泌一种像油脂一样的液体。睡觉的时候，积累起来的油脂和白天进入眼睛里的尘土以及泪水中的杂质混在一起，聚集到眼角就形成了眼屎。

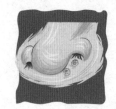

鼻屎有时干干的，有时湿湿的，这些鼻屎是从哪里来的？

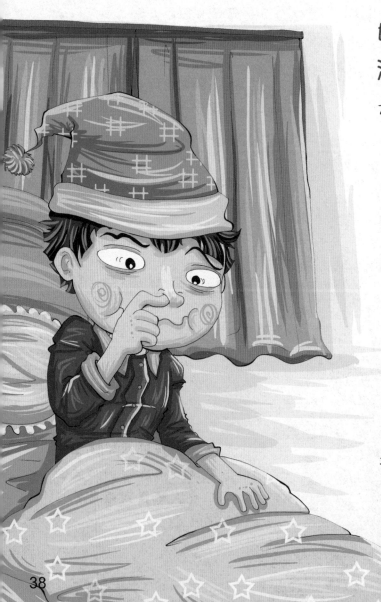

当你感冒的时候会经常流鼻涕。你注意过没有，鼻涕有时透明，有时浓黄，那么，鼻涕究竟来自哪里呢？原来，我们鼻腔里有一层鼻黏膜，它平时不断地分泌出黏液，以润滑鼻子内部并湿润我们所吸入的空气，这些黏液就是鼻涕。由于鼻涕中含有

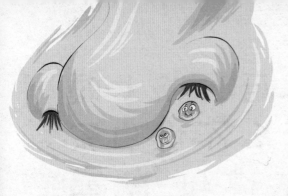

溶菌酶，可以抑制和溶解细菌，所以，别看鼻涕脏，它其实是在保护我们的鼻腔呢。

不过，这些鼻涕中的水分会慢慢地蒸发掉，剩下的部分凝结起来，就形成了鼻屎。此时，如果吸入的空气中有较多的尘土和微生物，鼻屎的颜色就会变深。

除了蒸发掉的那部分鼻涕和变成鼻屎的那部分，还有相当一部分鼻涕不见了，它们去了哪里？说出来估计你会受不了，它们其实都被我们吞掉了。

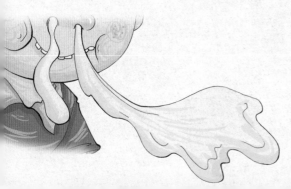

吃了鼻屎会伤身体吗？

望着抠出来的鼻屎好恶心，有人会想去吃它吗？吃下去会怎么样？

有人认为吃鼻屎有益身体健康，奥地利一位肺脏专家建议把挖出来的干鼻屎吃下肚，可以增强免疫力，因为他说鼻屎中所含的细菌可以清理肠道。

他的论据是人体胃肠道本来就是好菌坏菌的聚集场所，鼻屎中的细菌被吃下肚子后也能够有很多的作用。不过国内的医生对他的看法保持怀疑的态度，认为这还需要科学证实。

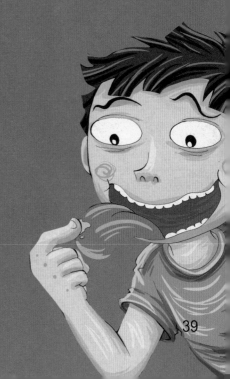

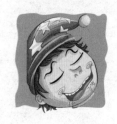

感冒以后，晚上睡觉时怎么不像白天那样不停地流鼻涕呢？

感冒以后，有时会一直不停地流鼻涕，可是，当你晚上睡觉的时候，鼻涕竟然不怎么流了。这是怎么回事呢？

原来，晚上睡觉时，鼻子其实也在不停地分泌鼻涕，只是这些鼻涕没有从鼻子里流出来而已。鼻涕没流出来，那跑到

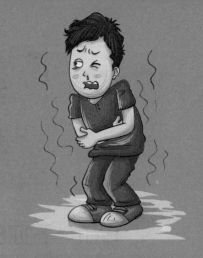

哪儿去了呢？我们知道，地球上任何物体，包括人体的各个部位都受到重力的影响。当然，鼻子里的鼻涕也不例外。白天的时候，我们一般都是站着或坐着，所以鼻涕会很容易顺着鼻孔往下流。可到了晚上睡觉时，人躺在床上，头和身体都处在水平位置上，鼻涕就不容易从鼻孔里流出来了，大多数都流进喉咙里了。

如果你想弄个明白，可以在晚上睡觉的时候，选择俯卧的姿势。这时，你必须要多准备一些卫生纸。因为你很可能会发现：鼻涕一整夜都流个不停！但是，你最好不要尝试，因为你的枕巾可能会变脏哦！

感冒是由寒冷引起的吗？

人们常常认为，感冒是气温突然降低而引起的。其实不是这样的。寒冷本身并不会使人感冒，感冒往往是由病毒感染引起的。研究发现，在寒冷干燥的环境中，流感病毒存活的时间更长，而人体内的免疫力却会降低，无法将病毒清除。因而，冬天更容易感冒。

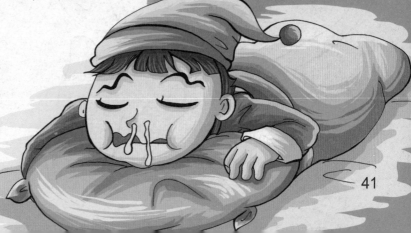

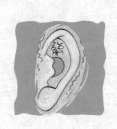

经常练习，耳朵会动吗？

转动一下你的眼睛！

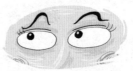

张开你的嘴巴！

再动一动你的耳朵！耳朵？哎呀，耳朵怎么不会动啊？

你的耳朵不会动，有人的耳朵会动，不过只是个别人。

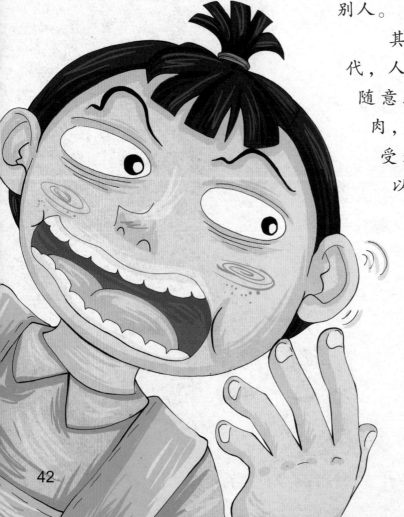

其实，在远古时代，人类的祖先可以随意地利用耳部肌肉，转动耳朵去感受外界的声音，以适应在野外的生活。因为随时都可能发生危险，所以必须时刻保持警惕。但是渐渐地，人类的颈部转动更加自如，可以更好更快地发

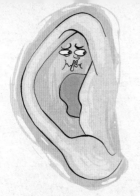
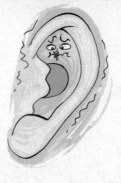
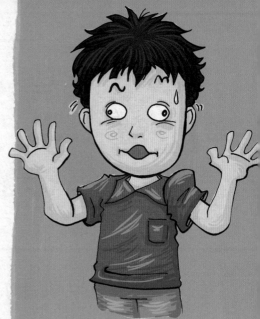

觉周围的危险，用不着经常转动耳朵了。于是，耳部的肌肉慢慢退化，最后耳朵就不会动了。不过，人类耳郭的附近还残存着动耳肌，它和韧带一样，仅仅起着固定耳郭的作用。个别人的动耳肌还较为有力，能够在神经支配下牵动耳郭，引起耳郭的活动。

说了这么多，你一定又使了使劲，想让自己的耳朵也动起来，结果还是很令人遗憾。不过别气馁，只要勤加练习，你还是有能力重新掌握这种本领的。

哪些小动物的 耳朵会动?

你一定经常注意到：小猫和小狗等动物听到声音时，耳朵就会动一动；小兔子会经常竖起它那两只长耳朵探听周围的动静；还有马啊，羊啊，它们的耳朵都会动。因为这样可以收集到更多的声音，提高听觉能力，免受外敌的侵袭。

让我也来试一试！活动一下筋骨！

43

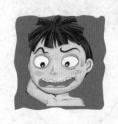

男人为何长有**乳头**，它对我们身体有什么用处？

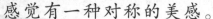

女人长乳头是为了哺育生命，男人长乳头是为了什么呢？有人会说，是为了区分前胸和后背啊。当然这种说法纯属开玩笑了。在现实生活中，男人的乳头虽然没有什么用，但起码可以让人感觉有一种对称的美感。

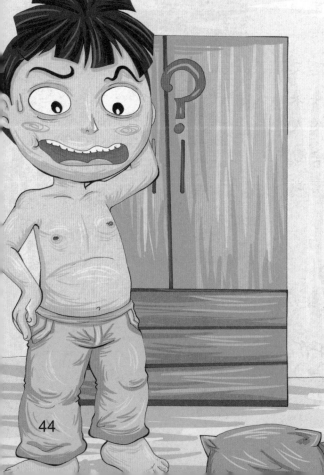

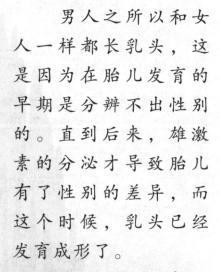

男人之所以和女人一样都长乳头，这是因为在胎儿发育的早期是分辨不出性别的。直到后来，雄激素的分泌才导致胎儿有了性别的差异，而这个时候，乳头已经发育成形了。

决定男女特征不同的最大因素是他们体内分泌的激素不同，男性以分泌雄激素为主，女性以分泌雌激素为主。雄激素具有促进肌肉发育的作用，男性体内所含的雄激素要比女性高得多，所以男性的肌肉就会变得很发达，力气也会更大。

男人既然有乳头，那么会不会得**乳腺癌**呢?

男人身上保存有乳头，还有一些乳房组织，因此存在着患乳腺癌的可能性。难以置信的是，如果摄取足够的雌激素，男人也能长出跟女人一样的乳房，甚至还能分泌乳汁呢。

人类会不会多长出几对乳头呢?

许多哺乳动物都有多对乳头，比如牛啊，猪啊，等等。它们的许多对乳头会沿着身体分布在胸部或腹部。那么，人类会不会也多长出几对乳头呢? 据统计，有极少数人在腋下前方长有一对发育不全的"副乳"。

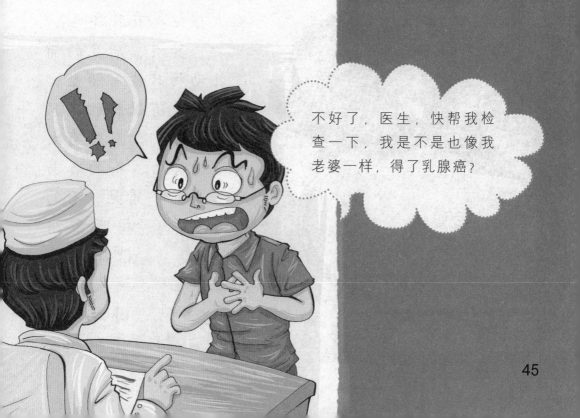

不好了，医生，快帮我检查一下，我是不是也像我老婆一样，得了乳腺癌?

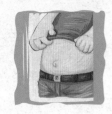

人有**肚脐**，大猩猩也有肚脐吗？

撩起衣服，摸摸自己光溜溜的肚皮，上面怎么会有一个肚脐眼呢？原来，胎儿在母体的腹中生长发育，只能靠胎盘从母体摄取营养物质，并通过脐带输送到胎儿体内。婴儿出生以后，胎盘和脐带失去了原有的作用，于是医生就把它们从婴儿身上剪了下来。那剩下的一截过几天就会自动脱落，从此人的身上永远留下了一个小小的肚脐眼。

既然人有肚脐，那么大猩猩也有肚脐吗？

其实，胎生的哺乳动物只要有胎盘，也都是有肚脐的，只不过它们的肚脐有大有小，有的容易看见，有的却隐藏得很深不易被发现。因为大猩猩和人类

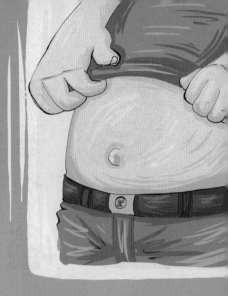

一样都是胎生，所以胎儿都是在母体内发育为成熟的幼体后才出生的，并且它们的母体与幼体之间也有和人类相似的胎盘结构。

大猩猩等哺乳动物也是通过胎盘与脐带连接母体和胎儿。当幼体出生后，幼体与母体之间会从脐带处分离。分离后，留在幼体身上的那一小段脐带，在生长发育过程中会自然脱落，脱落后留下的痕迹就和人类一样——所以大猩猩也有肚脐。

千万不能用手去抠肚脐

肚脐是我们身体的重要部位。同时，这个部位也是比较柔弱的，不能用手抠，不能着凉。否则，会对腹腔内的内脏（主要是小肠）造成刺激，导致肚子疼。

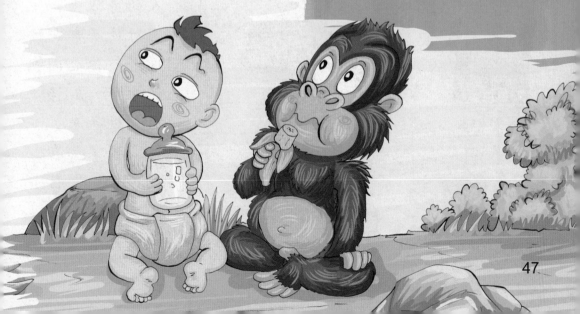

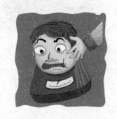

既然心、肝、肾等器官都能移植，那么，脑袋能不能**移植**呢？

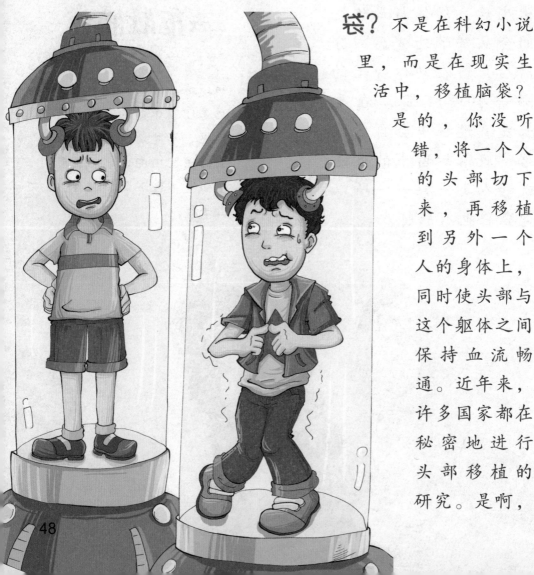

啊？**移植脑袋**？不是在科幻小说里，而是在现实生活中，移植脑袋？是的，你没听错，将一个人的头部切下来，再移植到另外一个人的身体上，同时使头部与这个躯体之间保持血流畅通。近年来，许多国家都在秘密地进行头部移植的研究。是啊，既然心、肝、肾等器官都能移植，为什么脑袋不能移植呢？

　　脑由大脑、小脑和脑干构成，其中分布着很多神经，这些神经的一头连接脑部，另外一头延伸到全身各处，构成一个复杂的人体神经系统。如果切下一个人的脑袋转移到另外一个人的脖子上，仅仅缝合那些肉眼看得见的"经脉管道"就已经是一个浩大的"跨世纪"工程了。更何况，还有许多肉眼看不见的神经、血管。

　　目前，头部移植已经在老鼠等一些小动物的身上获得了一定的成功。但真正能运用到人体并取得成功，恐怕还有待时日。

大脑感觉不到疼痛

　　外科医生能够在患者仍保持清醒的时候进行脑外科手术，你知道为什么吗？原来，大脑内没有疼痛感受器。这种无法感知的疼痛使得精细的外科手术可以顺利进行。

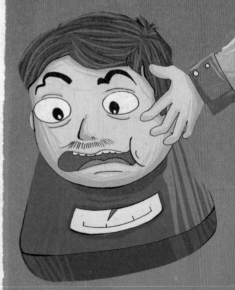

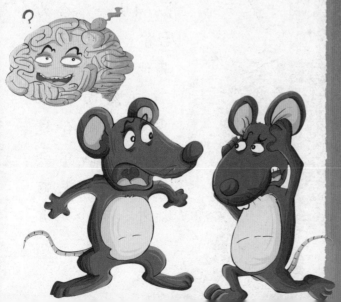

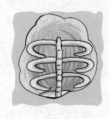

刚出生的宝宝和大人相比，谁的**骨骼**多？

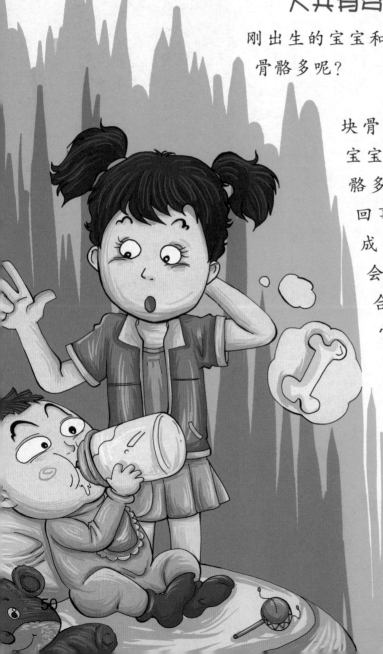

人共有多少块骨骼呢？

刚出生的宝宝和大人相比，谁的骨骼多呢？

成年人约有206块骨骼，而刚出生的宝宝要比成年人的骨骼多一些。这是怎么回事呢？原来，在成长发育过程中，会发生骨骼的融合。例如，5块骨骼会融合成骶骨，4块会融合为尾骨，当然还有其他的融合。

然而，在骨骼的融合过程中，偶尔会出现一些意外，有个别骨骼被忽略了，因而有的人或许会有多出来的一两块骨骼。比如，有极少数的人多一根肋骨，这种情况多发生在男性身上。不过别担心，这不会影响你的健康。

好想数一数，自己身上到底有多少块骨骼。可是，我身上的肉肉实在是太多了，摸也摸不出来。

你了解人体的骨骼吗?

骨骼是人体内构成身体支架的坚硬器官，分为头骨、躯干骨和四肢骨3部分。骨骼主要由骨质、骨髓和骨膜3部分构成，里面含有丰富的血管和神经组织。根据形状不同，一般可分为长骨、短骨、扁骨和不规则骨4种。长骨的两端是呈海绵状的骨松质，中部是致密坚硬的骨密质，骨中央是骨髓腔，骨髓腔及骨松质的缝隙里的物质是骨髓。人的骨骼发育成熟后，一般就不会发生改变。

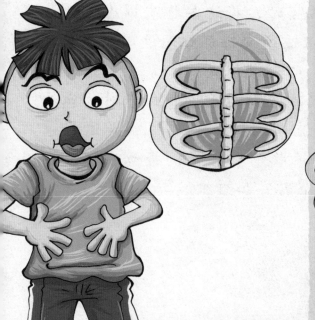

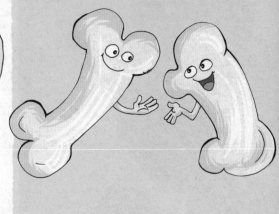

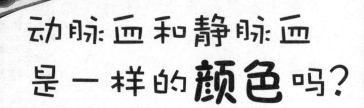

动脉血和静脉血是一样的**颜色**吗?

在我们的身体里分布着数不清的血管。这些血管有长有短,有粗有细,主要分为动脉血管、静脉血管和毛细血管三大类。血液一刻不停地在血管中流动着。

你知道动脉血和静脉血有什么区别吗?它们最大的不同就是动脉血是鲜红的,里面含有丰富的氧气和营养物质,由心脏流向身体的各个部位;而静脉血是暗红的,里面含有人体排出的废物和二氧化碳,流经肺、肾等器官时,将这些物质排出体外,使血液重新变得鲜红而返回心脏。

心脏就像是一个泵,收缩时,就将血液压进血管;舒张时,血液就又流回到心脏。心脏就是这样永远不停地收缩、舒张,将血液供给人体的各个器官和组织。

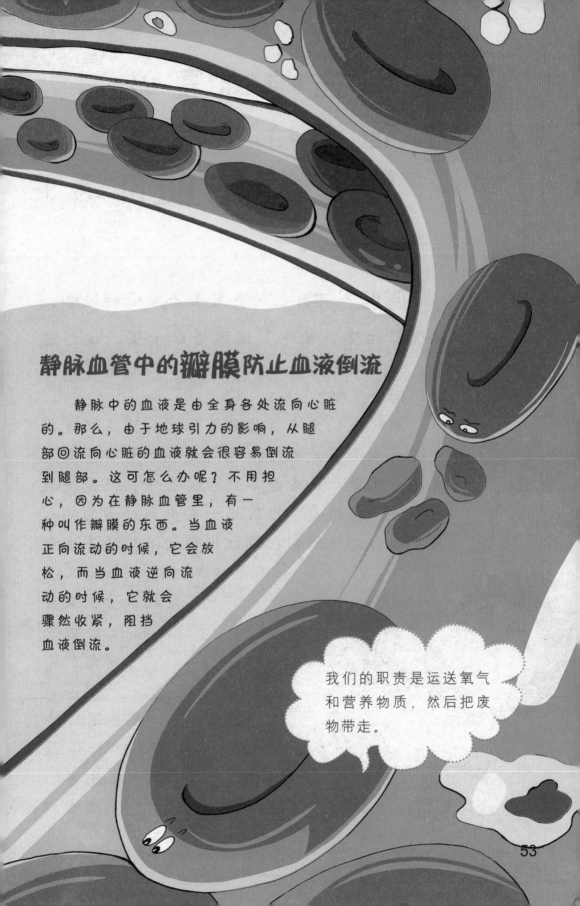

静脉血管中的瓣膜防止血液倒流

　　静脉中的血液是由全身各处流向心脏的。那么，由于地球引力的影响，从腿部回流向心脏的血液就会很容易倒流到腿部。这可怎么办呢？不用担心，因为在静脉血管里，有一种叫作瓣膜的东西。当血液正向流动的时候，它会放松，而当血液逆向流动的时候，它就会骤然收紧，阻挡血液倒流。

我们的职责是运送氧气和营养物质，然后把废物带走。

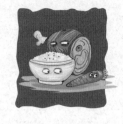

吸血蝙蝠靠吸血维持生命，人靠 **喝动物的血** 能活下去吗？

喝血？ 那鲜红的并且带着腥味的液体，从嘴"咕咚、咕咚"地灌进肚子里。说到这儿，估计你都有点儿忍受不住了吧，胃里开始翻江倒海了吧？

别紧张，又不是真的要你喝，现在只是想知道，人是不是也可以像吸血蝙蝠那样靠喝血来维持生命。或者先不说维持生命，只是挽救生命——想想看，医院里一些失血过多的病人需要输血，让他们把那红彤彤的液体喝下去岂不是更加方便？省得又要找血管，又要扎血管的，多麻烦！

其实，喝血并不会对人体造成危害，只是会以

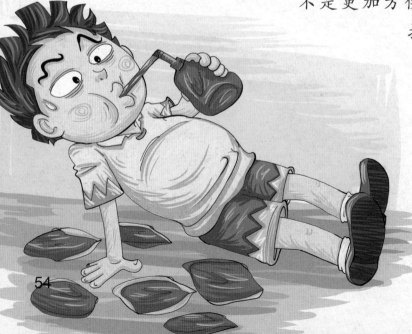

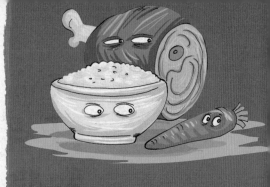

另外一种方式带去人体所需的营养成分——不是通过血管流经人体的各个部位，而是进入消化道被消化吸收。血液里都有什么呢？主要成分是水和蛋白质，而且水占了很大一部分。

如此说来，喝血还是有点儿用处的。但是又有问题出现了——成年男子一天需要的热量是2000~2500卡路里。如果光是喝血，什么也不吃，那么就要喝上20袋左右的血才行，还不把肚子撑破了。因此，只是喝血并不能维持人体的健康，还必须从各种各样的食物中吸取身体所需的其他营养物质才可以。

就算只喝血真的能维持生命，恐怕也没有几个人会去那么做吧。一边是香喷喷的饭菜，一边是带着腥气的液体，傻瓜也知道怎么选。

流出来的血会变颜色

不知你有没有发现，当你不小心受伤流血以后，明明是红颜色的血液变干以后就变成了棕色，这是怎么回事呢？原来，这是由于血液中含有铁元素，接触了空气，颜色就发生变化了。

真是太恐怖了！要是以后人类都要喝我们动物的血，我们可就都没命了！

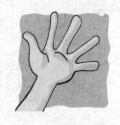

我们的皮肤有很多汗毛，为何手掌和脚掌却没有呢？

有资料显示，一个成年人的身体表面覆盖着约几百万根毛发，这个数量和一只成年大猩猩体表的毛发数差不多。仔细观察我们的身上，确实有一些又细又短的汗毛，而手掌和脚掌却非常光滑，上面一根汗毛都没有，这是为什么呢？

我们知道，人类最早的祖先是古猿，古猿经常在树上爬来爬去，所以手掌和脚掌部位要比别的地方遭受更多的摩擦。长年累月下来，手掌和脚掌上的毛就被磨得越来越少。

慢慢地，人类学会了使用工具，在不断地使用工具进行劳动中，手掌上的毛进一步被磨掉了。后来随着人类的不断繁衍，"手掌不再需要长毛"的这条信息就逐渐成为基因里的一部分

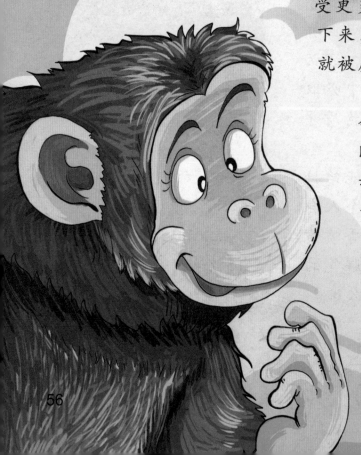

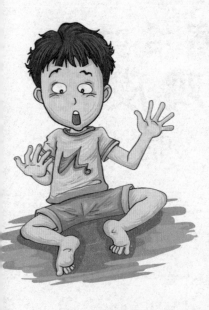

遗传给了后代，所以如今的人类，手掌和脚掌上再也不会长汗毛，而且在汗毛退化的同时，手掌和脚掌上的毛囊也渐渐萎缩并消失了。

不过，虽然手掌和脚掌部位不再能长出汗毛，可是汗腺却很丰富，因此出汗的功能没有受到一点儿影响。

看看我的手掌有没有毛？

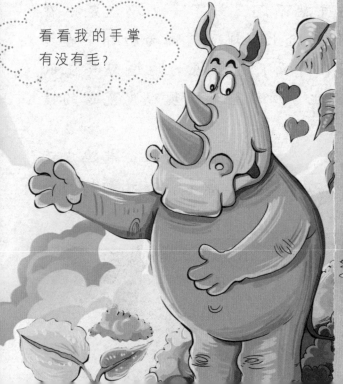

身上"无"毛的哺乳动物

很多哺乳动物身上都有浓密的毛。它们的皮毛使身体保持温暖和干燥，并帮助它们阻挡来自外界环境的伤害。不过，我们熟悉的大象、犀牛以及河马，它们的身上几乎没有长毛。这三种动物都生活在气候炎热的地区，赤裸着身体也许使它们感觉更加凉爽吧。另外，它们还会用泥浆、灰尘和水来保护自己的皮肤免遭太阳的灼烧。

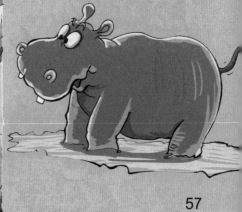

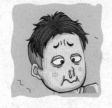

当人感觉寒冷时，浑身会起**鸡皮疙瘩**，那么，脸上会不会起呢？

看到这个问题时，你一定期待着得到一个否定的答案。想想看，如果脸上起一些小米粒似的疙瘩，那该多难看啊！大多数人都只会在身上起鸡皮疙瘩，特别是上臂外侧，用手一摸，疙疙瘩瘩的。但有些人运气就不怎么好了——鸡皮疙瘩在他们的脸上出现了。因为脸部一直暴露在外面，能够很好地适应气温的变化，所以脸部出现鸡皮疙瘩的情况较少。

我们为什么会起鸡皮疙瘩呢？原来，哺乳动物的每

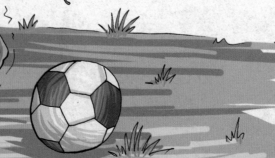

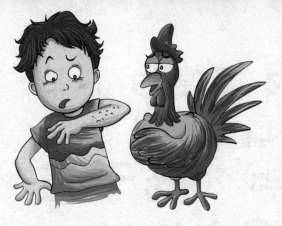

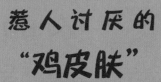

惹人讨厌的"鸡皮肤"

根毛发的底部都有竖毛肌，竖毛肌收缩时使毛发竖起，达到保暖的效果。还有一种情况，那就是受到惊吓后，动物将体毛竖起，可以让自己的体形看起来更加庞大，从而达到吓退敌人的效果。

我们人类大部分的体毛已经退化了，遇冷或受惊以后，毛发底部的竖毛肌收缩时，就会产生鸡皮疙瘩。你知道吗，这鸡皮疙瘩的作用可真不小——可以避免人体的热量透过毛孔而发散掉，因此有保暖的效果。

不知你有没有发现一种奇怪的现象——有的人皮肤毛孔粗大，上面还会有一点一点发红的小凸起，更严重的是，凸起颜色会变深，呈现暗红或褐色，颗粒也会更粗糙，看起来很像是鸡皮疙瘩。其实这是一种疾病，俗称"鸡皮肤"。它最常出现的部位，是在上臂外侧、大腿、颈部，甚至整个背部、脸颊。"鸡皮肤"不痛不痒，也不会发生病变，只是特别干燥、会起屑，让人看起来特别不舒服。

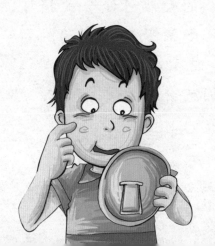

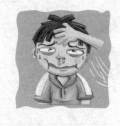

人的体温高过正常体温身体会有不适，那么**低于正常体温**会怎样？

人的体温一般在37摄氏度，这时我们体内的化学反应处于正常的状态。

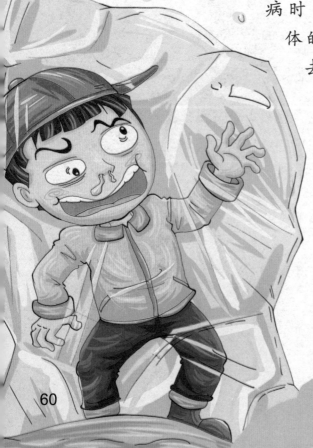

体温升高，会促进我们体内酶的化学作用，使我们体内的化学反应速度加快。我们生病时，大多体温会升高，身体的防御机制会快速启动，去抵制病菌的入侵。如果我们的体温达到41摄氏度，有时就会发生痉挛，如果体温再升高点儿达到42摄氏度，我们的大脑可能会被损坏，如果长时间处于这种温度，我们就会死亡。

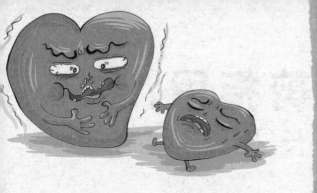

体温降低，会使体内化学反应速度降低，身体的许多功能也会丧失，从而引起许多并发症。如果我们体温下降到33摄氏度，我们可能会失去知觉，如果进一步下降，我们的心脏就会停止跳动。

我们的体温在一天中不同的时间是不一样的，一般在早上醒来时，体温最低，下午6点体温最高。

用体温计测量体温

人体温度的变化一般在35～42摄氏度，所以体温计的刻度通常是35～42摄氏度。体温计里面会上下移动的物质是水银，根据热胀冷缩的原理，水银受热时体积会膨胀，于是体温计内的水银就会上升，当与人体的温度达到平衡时，水银柱的高度就会恒定。这时，人的体温就被测出来了。当我们用完体温计时，要把它向下甩几下，以便下回使用。

传统的玻璃体温计要放在腋下或嘴里3分钟以上，才能测得最终的读数，但是电子体温计能在不到30秒内测出体温。测量体温时，由于受到测温时间、外界环境及不同身体部位的影响，会使温度有所偏差。为了得到准确的测温数据，应该始终保持固定的测温部位，并应紧贴测温部位。

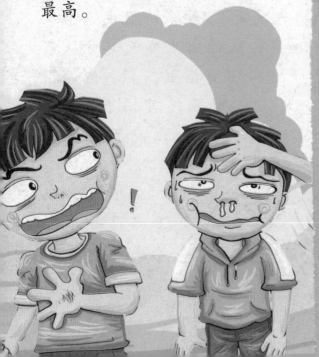

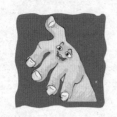

从不剪指甲，它会长多长？

我们的指甲和头发一样，总是不断地生长着，即便把它剪短，也还是会继续生长，那如果不剪它，它会有自动停止生长的一天吗？由于指甲是皮肤的附件，是从表皮细胞演变而来，所以只要我们活着，它就会不停地生长下去。

要想知道指甲可以长多长，首先我们需要知道指甲生长的速度有多快。一般情况下，我们的指甲平均一个星期可以生长1~1.4毫米，如果按照一个星期长1毫米来算，一个月就会长约4毫米，那么，一年就能长48毫米，也就是4.8厘米。假设一个人可以活100岁，从他出生那天起就从来不剪指甲，那么他的指甲最终可以长到4.8米，比身高还要高几倍呢。

不过，以上只是一个理论上的推算，

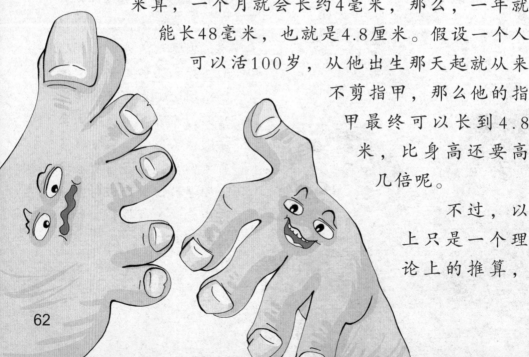

因为指甲的生长速度并不是永远不变的。随着年龄的增长，指甲的生长速度会变慢，同时，对于同一个人来说，指甲在晚间的生长速度也要慢于白天的生长速度，冬天的生长速度要慢于夏天的生长速度，而且指甲在生长过程中会渐渐卷曲，甚至会自动脱落呢。所以一个永不剪指甲的人，最终指甲的长度也达不到4.8米。

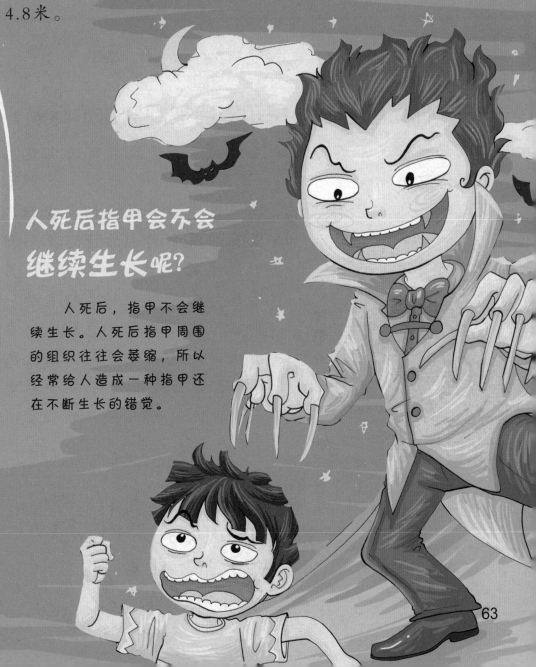

人死后指甲会不会继续生长呢?

人死后，指甲不会继续生长。人死后指甲周围的组织往往会萎缩，所以经常给人造成一种指甲还在不断生长的错觉。

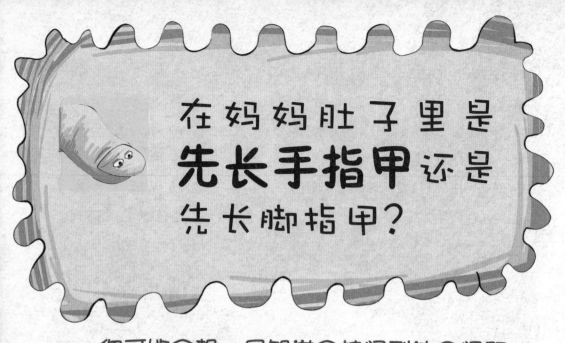

在妈妈肚子里是**先长手指甲**还是先长脚指甲？

你可能会想，早知道会被问到这个问题，在妈妈肚子里的时候就应该注意啊！现在可有点儿搞不清楚了。

医学家告诉我们，在胎儿发育的第十周左右便可见到指甲形成的迹象，在胎儿8个月末期，手指甲长到手指尖端。脚指甲比手指甲发育稍晚，在出生前到达脚趾尖端，因此脚指甲生长的情况可用于鉴定胎儿早产的程度。

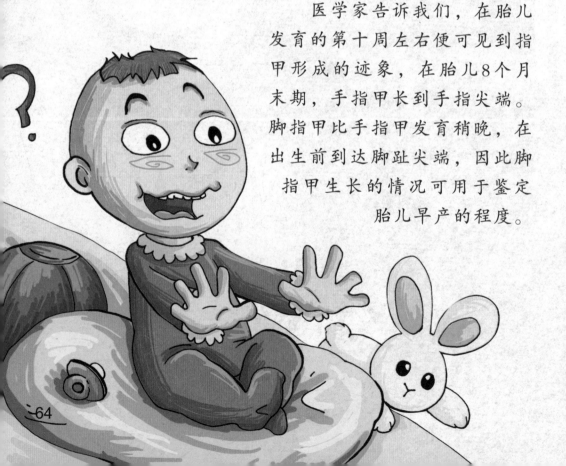

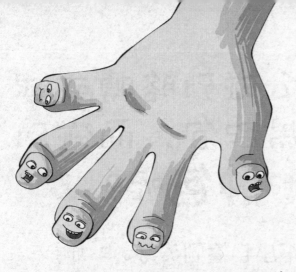

那么，从妈妈肚子里出来以后，指甲是怎么生长的呢？在你出生一个月之后，指甲就长得特别快了，而且你经常会用手挠自己的小脸儿。这时如果不及时将指甲剪短，很可能抓伤自己娇嫩的皮肤。

指甲里的细菌

据检验，人双手上沾有的细菌有时可达40万个左右，其中，有可引起人们患病的细菌、病毒，如痢疾杆菌、伤寒杆菌、大肠杆菌、肝炎病毒等；另外，还有许多寄生虫卵。

手指甲和脚指甲的作用

手指甲和脚指甲是身体的小盔甲，保护我们的手指、脚指尖。手指甲当然还可以在抓痒和拿小东西时派上用场。手指甲还有一个不太明显但非常重要的功能——提高手指的触觉。当我们使用指尖去感受物体时，指甲可以使我们更好地感受接触表面的细微特征。

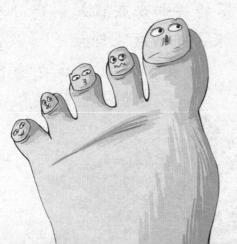

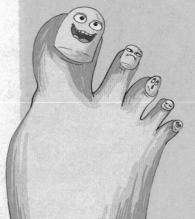

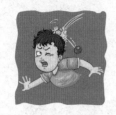

为什么碰到胳膊或腿不容易起包，而碰到头会起**肿包**呢？

"哎哟！好疼，不小心撞到头了。"用手一摸疼痛的地方，呀！起了一个大包。可是，当我们的胳膊或腿被撞到时却只是出现瘀青，并不会起肿包，难道脑袋和我们四肢上的皮肤有什么不同吗？

首先，脑袋和四肢的皮肤不太一样，由于脑袋上的脂肪比四肢上的脂肪少很多，所以脑袋上的皮肤不如四肢上的皮肤那么厚。如果把四肢的皮肤比作棉被，那头部的皮肤就只是一层薄薄的床单。

其次，头部的血管远比四肢部位的血管丰富。当受到猛烈的撞击后，四肢会因为拥有比较厚的皮肤而使得撞击产生的危害减小，而头部则会在撞击下导致毛细血管破裂，血液流出来后会直接积聚在头部的皮肤下，从而把比较薄的头部皮肤撑起一块肿包来；而四肢上即便毛细血管破裂，流出的血也会因为被脂肪层阻隔而到不了皮下，再加上四肢的毛细血管数量也不多，出血量也不如头部大，所以往往不会形成肿包，而只是出现瘀青。

在日常生活中，我们总是免不了被撞到脑袋，不过，平常的小碰撞对大脑是不会有什么影响的。当出现肿包时，千万不要使劲揉，也不要用热水敷，而是应该用冷水敷，24小时后再改用热水敷，不久之后肿包就会消失。

狗的脑袋被撞到会怎么样呢?

狗在玩耍时，常常兴致高昂，有时候就会不小心撞到东西，"嘭"的一声。可是，狗狗好像没事儿似的，丝毫不在乎，继续玩耍。也许你会纳闷了，为什么狗的脑袋撞得那么响却没事呢？其实，这时你如果仔细检查一下狗的脑袋，就会发现在浓密的毛下边，已经肿起了一个小包，只是因为被毛覆盖着而难以察觉。

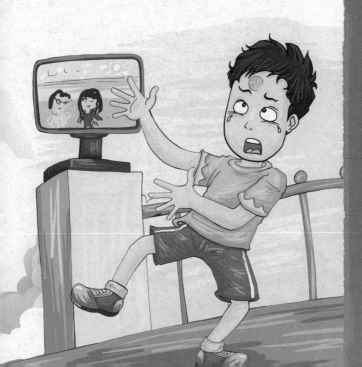

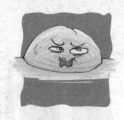

烫伤起泡是咋回事，会不会留下疤痕？

如果不小心被刚烧开的水溅到，或者碰到特别烫的东西，那一瞬间肯定会痛得要命，过不了多长时间，在烫伤的部位还会长出一个水疱呢！这是怎么回事呢？

原来，人的皮肤被烫伤以后，淋巴液迅速聚集在受伤的位置，形成了一个水疱。这时候不应当把它刺破，如若挑破，细菌就容易侵入，发生感染。

既然不能刺破水疱，那么应该怎么做呢？应该在烫伤的部位敷一块冰块，或把烫伤的部位浸在冷水里，这样会感到舒服些。保持清洁，水疱下面会逐渐长出新的皮肤，过一段时间，就和没有受伤前一样了。当然，如果烫伤太严重了，应立即去医院请医生帮忙处理。

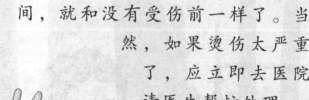

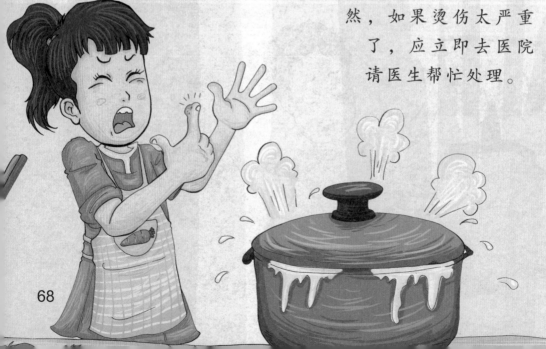

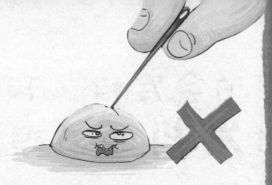

我们最关心的，是烫伤以后会不会留下疤痕。其实，烫伤以后会不会留下疤痕，取决于伤口愈合的快慢。如果伤口愈合得快，大多是不会留下疤痕的；如果过了几周伤口还没有完全愈合，那么，你极有可能得到一个"漂亮的疤痕"。

越是重的灼伤越不疼

也许你想不通，为什么越是严重的灼伤越不疼呢？原来，由于深度灼伤会损及皮肤、肌肉中负责感受疼痛的部位，从而让人丧失痛觉。所以千万别以为不疼就不要紧，灼伤后应正确判断自己的伤情，及时治疗。

热水袋造成的灼伤更严重

冬天的时候，你使用热水袋吗？是不是常抱着热水袋在被窝里焐一夜？我们知道，热水袋外大都套有一层布套，使其保持在50～60摄氏度的温热状态，不过尽管如此，也会烫伤皮肤。因为50～60摄氏度的温度在皮肤局部作用时间过长，热量会慢慢渗透进软组织。它和明火、开水等引起的灼伤不同，表面看来烫伤面积不大，但伤害较深，会造成组织坏死，往往需要采用切除坏死组织、皮肤移植等手术方法治疗。

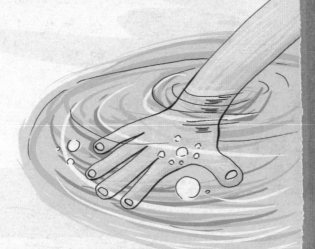

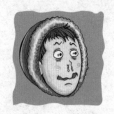

人害怕会发抖，和人冷时**发抖**的道理一样吗？

当你感到害怕的时候，为什么会发抖呢？那是因为你的神经开始紧张，通过复杂的神经内分泌作用，使人全身发抖，而且这时，身体上的汗毛竖立，出现鸡皮疙瘩。

当你感觉到冷的时候，为什么会发抖呢？那是因为在正常情况下，人体的温度都会维持在37摄氏度左右，一旦低于这个温度，身体会马上发出信号，大脑接到信号后，促使皮肤下面的肌肉收缩，毛发竖起，出现鸡皮疙瘩，同时也会出现全身发抖的现象。

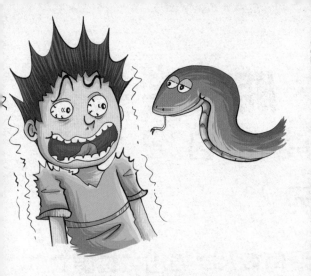

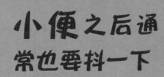

小便之后通常也要抖一下

除了害怕和冷，在什么情况下还会发抖呢？你可能想到了——在小便时也会忍不住抖一下。不要担心，小便时的颤抖通常是一种正常的生理现象，男女都有。尿尿时打冷战多发生在尿液充足的时候，控制排泄的肌肉突然发力，触发了神经系统产生反应，从而哆嗦。所以即使在炎热的夏天，偶尔也会在尿尿时先抖一下的。

如果处于极端寒冷的情况下，人的肌肉就会开始抽搐，牙齿也要开始打架了。

所以，人害怕时出现的发抖和人冷时发抖，它们的原理是不一样的。

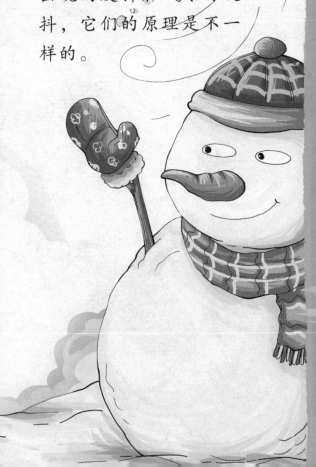

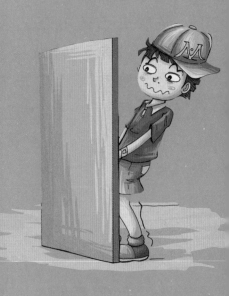

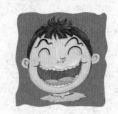

被别人胳肢会笑，自己胳肢自己为何不会笑？

你的腋窝部位有没有被人"袭击"过呢？

如果有，你当时肯定是笑得上气不接下气，连连告饶。胳肢你的腋窝，这一招真是太厉害了！想不笑都不行。

那么，我们是不是可以在照相的时候自己胳肢自己，这样不就能很容易给摄像师一个灿烂的笑容了吗？不过，这么棒的想法估计很难实现，因为自己胳肢自己是不会笑的。

被别人胳肢会笑，自己胳肢自己反而不会笑，这是为什么呢？

原来，痒痒是人体的一种保护反应。当其他人在胳肢你的时候，你并没有做好准备，你的大脑会把

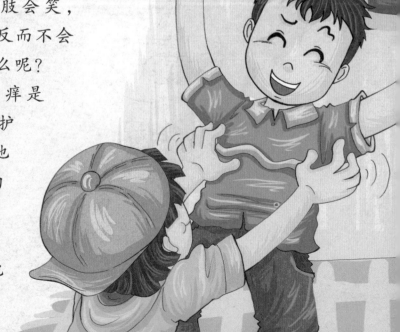

别人对你的这种行为当成一种攻击，并且命令你以发笑来应对。虽然不知道大脑为什么会选择发笑这种应对方式，但是总比哭要强太多了，你说呢？

当你想自己胳肢自己的时候，你的大脑已经知道你想干什么了，它当然不会感到惊讶，也不会干涉这件并不危险的小事，所以就不会产生任何反应。

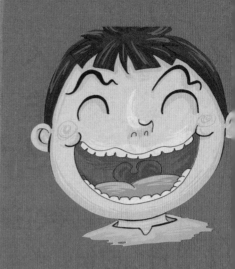

人为什么会怕痒呢？

在通常情况下，刺激人的腋窝和脚心，他就会发出"咯咯咯"的笑声。这是什么原因呢？原来，这些部位的皮肤感受器比较丰富，平时受到刺激的机会又很少，所以对痒的感觉比较敏锐。那么，有没有人不怕痒呢？据资料显示，新生儿根本不怕痒，但长到4岁左右最怕痒。

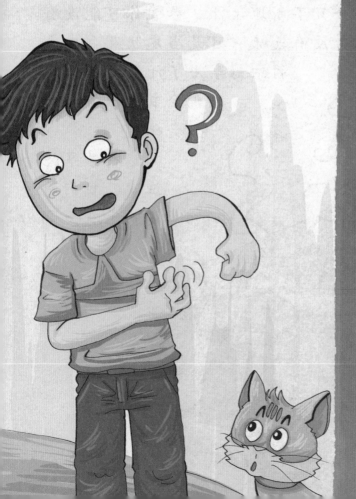

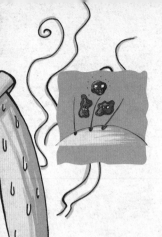

人长时间**不洗澡**会有臭味，这些臭味是怎么产生的？

如果你实在想不起来自己上回洗澡究竟是什么时候，那么赶紧闻一闻自己的身上有没有什么令人感到不爽的气味。

你知道吗，人体皮肤内约有几百万个汗腺。除了汗腺，我们的皮肤还覆盖着数不清的细小的体毛。

人体其实总是一直不断地流汗，尽管你可能没有注意到。汗液本身并没有气味，可是当皮肤及毛发上的细菌享用了汗液大餐后，它们会制造出恼人的臭味。

科学早就证实，我们的皮肤上有大量

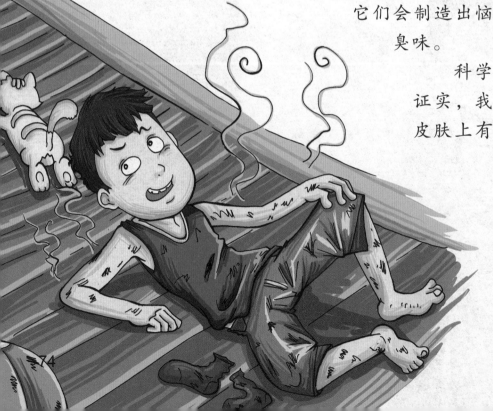

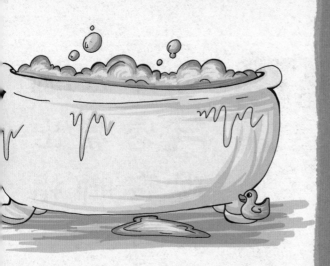

脚为什么会臭?

人体汗腺分布最多,同时也最密集的地方竟然是脚掌!根据科学家的研究显示,在我们的脚掌,平均每一块指甲盖大小的地方,就有上百个汗腺。也许你不会相信,就在那小小的脚上,每个礼拜竟然能排放出足以装满一个易拉罐的汗水。那么不妨试想一下,有这么多与尿液相似的汗水都装在那个密不透风的鞋子和袜子里面会怎么样?很显然,那就和你在没人清洗的厕所里闻到的味道差不多了。

的细菌,它们停留在皮肤表面,而且一般不会侵入到血液中,所以并不会给人体带来太大的危害。经常洗澡,把它们冲洗掉,可以减轻出汗后产生的异味。

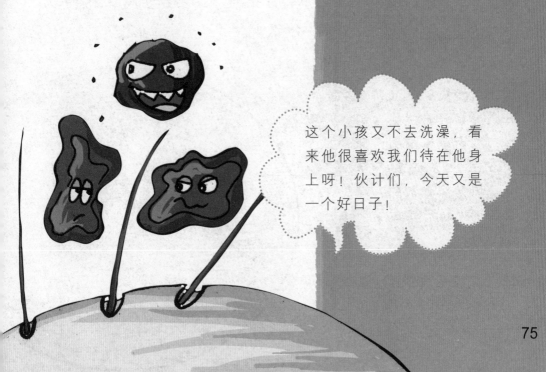

这个小孩又不去洗澡,看来他很喜欢我们待在他身上呀!伙计们,今天又是一个好日子!

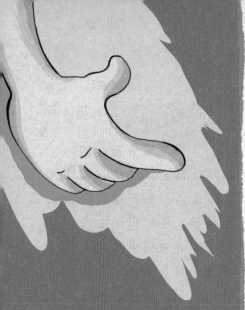

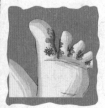

为什么脚气容易出现在脚指头附近？

双手会感染脚气吗？

在你洗脚的时候，那些引起脚气的真菌就极有可能从脚上跑到你的手上来。而且对于真菌来说，你手上的皮肤更加细嫩，它们要扎根在此也更加容易。于是，几天以后，你就会惊讶地发现，不知道从什么时候开始，在你的虎口或者是手指的两侧竟然长出了许多小水疱。所以有脚气的人在洗脚的时候一定要格外小心啦！

但愿你没有脚气。因为脚气不仅会使人感到奇痒难忍，而且会让你的脚起疱。不幸感染上脚气以后，脚趾间很可能会出现裂口、脱皮，症状严重的还可能会使整个脚底发红、起疱。奇怪的是，脚气最容易出现在脚趾之间，这是为什么呢？

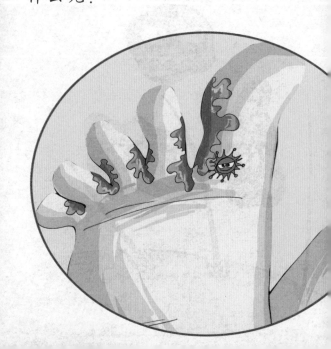

原来，脚气这种常见的皮肤病是由真菌引起的。我们都知道，脚从早到晚被包裹在袜子和鞋子里，鞋子穿了一整天以后，里面的环境会变得要多糟糕有多糟糕，这种温暖潮湿的环境很容易滋生真菌，我们的脚趾间的皮肤汗腺又非常丰富，汗腺分泌物可是真菌的美味食物。此外，脚趾间没有皮脂腺，生理防御机能较差，于是脚气就更容易在这里产生了。

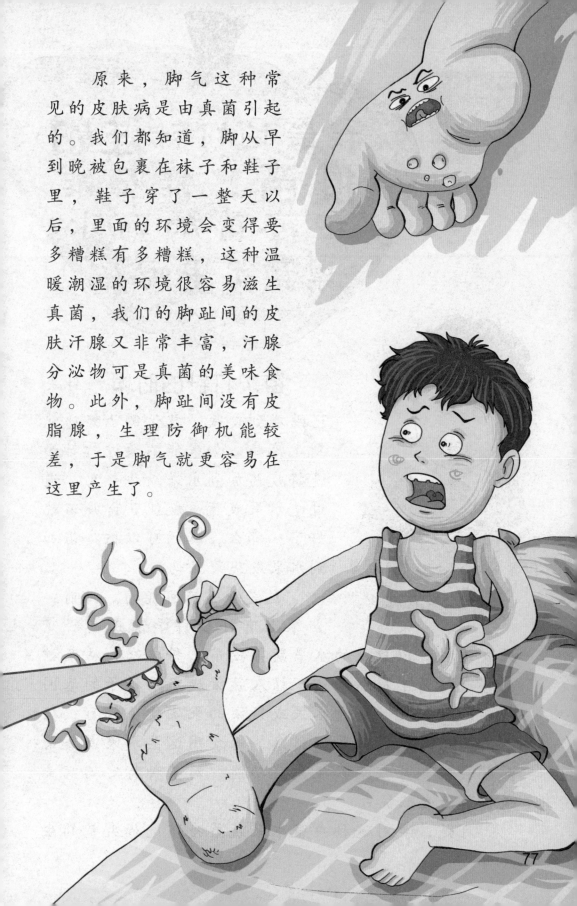

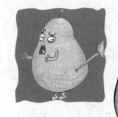

我最怕打针注射疫苗，能不能把疫苗加到水果蔬菜里呢？

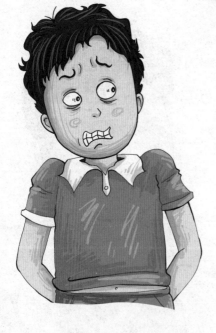

每次打针的时候，针尖还没碰到皮肤，就仿佛已经感觉到了疼痛。如果能不通过打针而是将疫苗加到水果或蔬菜里，通过吃水果或蔬菜就能获得疫苗就好了！那么，真的可以把疫苗加到水果或蔬菜里吗？

这是非常有可能的。目前，世界上有许多科学家正在研究开发这种可以口服的水果蔬菜疫苗。科学家是从某种病毒或细菌中提取物质，植入蔬菜或水果种子的基因中，经过种植，这种水果或蔬菜的果实便会拥有被植入的病毒或细菌的基因信息。人食用这些水果或蔬菜后就会对相应疾病产生免疫功能，对某种特定的病毒或病菌产生抵抗力。

可是，要对这种口服水果蔬菜疫苗进行大量的生

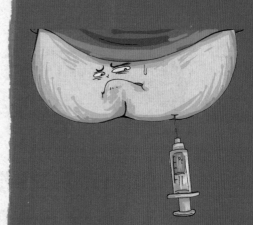

产，还有很长的路要走，因为还有很多问题需要解决。在目前研究比较多的一些植物中，没有一个是完美的：如土豆价格便宜、产量又多，转基因操作也很成熟，但是土豆却不能生吃，做熟了却又会破坏疫苗的活性；香蕉、西红柿可以生吃，但是香蕉的转基因操作技术还很有限，而西红柿本身的酸性环境有可能和植入的物质不兼容，导致疫苗失去作用……

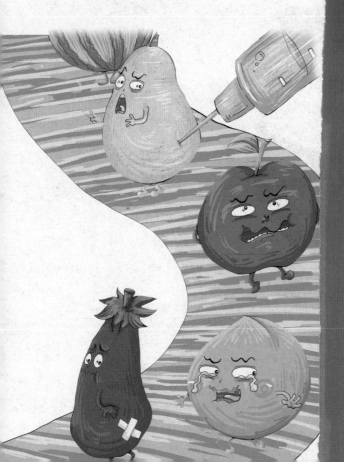

我们为什么需要打疫苗?

有些传染病，我们患过一次以后，就不会再患第二次。这是为什么呢？原来，这些传染病的致病细菌或病毒体内有一种叫作"抗原"的物质，激发了人体的免疫反应，就好像让人体拥有了对抗病菌的盾牌。可是，我们不能总是等得病后才获得免疫能力，那样不是晚了吗？所以，科学家通过特殊方法，提取细菌或病毒里面的抗原做成疫苗，注入体内激发人体的免疫功能。

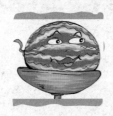

不吃饭光吃水果，会怎样？

也许在你并不想吃水果的时候，妈妈会拿一些苹果、橘子、香蕉来，并告诉你要多吃点儿，有营养。那么，你有没有这样的想法——既然水果富含营养，而且酸酸甜甜的味道不错，那就把水果当成饭来吃吧！但愿这只是你心里的想法，还没有付诸行动。如果在短时间内，光吃水果不吃饭有可能会让你变成大胖子。稍微动动你的小脑瓜就知道了，酸酸甜甜的味道当然是来自水果中大量的糖分啦，"糖"吃多了能不胖吗？在炎热的夏天，吃半个中等大的西瓜就相当于吃了3碗米饭。所以只吃水果不吃饭，可能会变成一个大胖子。

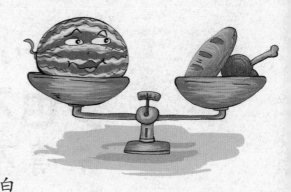

如果长时间光吃水果不吃饭会导致很多疾病。因为主食里面含有人体所必需的一些营养物质和元素，如蛋白质、脂肪及钙、铁、锌等，在水果中却含量甚微。所以长期用水果当正餐，就会由于营养不均衡，引起贫血、免疫功能降低等。

你听说过"水果尿"吗？那就是小孩子吃了太多水果造成的。记住，千万不要用吃水果代替吃饭。人要想健康，最重要的还是吃饭，而且在饭后不要马上吃水果，等一个小时以后再吃。

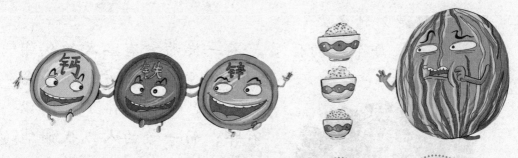

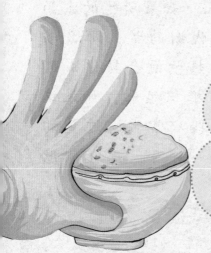

什么时候适宜吃水果？

吃水果的最佳时段是饭前或饭后1~2小时，这样才能将水果的精华吸收，又不影响肠胃对主食的消化。因为食物进入胃之后，要经过1~2小时的消化过程。如果饭后立即吃水果，容易滞留在胃里，从而引起胃胀等症状。

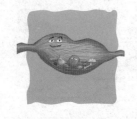

有的小朋友**吃得很多也不胖**，为何我吃得不多还比他们胖呢？

不管你信不信，这个世界上有一类人不管怎么吃也吃不胖，还有一类人就算每天只喝水也瘦不下去。如果你属于第二类人，那就太不幸了。这是为什么呢？第二类人会通常边喝水，边用羡慕或者嫉恨的眼神注视着第一类人，同时在脑袋里思考着这个问题——这是为什么呢？

原来，每个人的体质是不一样的，有些人的代谢能力比较强，虽然吃了很多食物，可是都消耗掉了，所以不胖；而一般的人或代谢能力差的人，如果所吃的东西超过了代谢的量，那么多余的热量便会转化成脂肪堆积起来，如果这些人常常吃过量的东西，那么脂肪

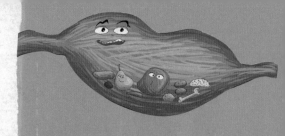

就会越堆积越多，最后，他就变成一个胖子了。

当然，除了和代谢能力有关外，和饮食与运动习惯也有关。如果一个代谢能力一般的人常常吃得很多，但是经常运动，往往能使得多余的热量都被消耗掉；如果平时很能吃，又不怎么运动，多余的热量就无法被消耗，只好变成脂肪存起来了。此外，一旦体内的热量出现不足，脂肪会重新转化并输送到人体各处，所以，为了减少脂肪的积累，可以多做些运动来增加消耗量。

女人比男人更胖一些

○○声声喊"减肥"的大多都是女人，这可不仅仅是因为女人爱漂亮，还因为女人的确比男人胖一些。有资料显示，标准体重下的女人体内脂肪含量总是比男人多，而且使用同样的锻炼方式，女人每天消耗的热量要比男人少得多。这很令人纳闷！

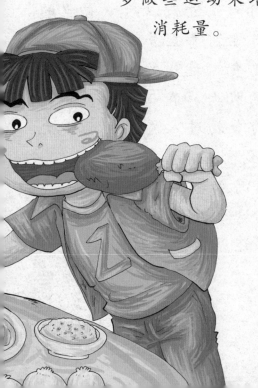

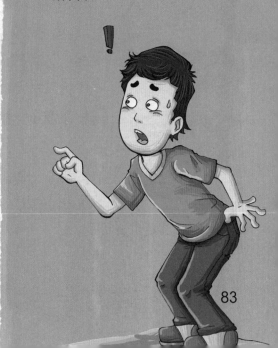

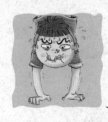

人倒立的时候吃饭，饭会进到胃里吗？

人们吃饭的时候都是头朝上地坐着的，送进口中的饭菜自然而然地进入到胃里。那么，当我们倒立着吃饭的时候，由于胃和食道的位置上下颠倒，想必食道里的食物是进不去胃里了。可是事实上，食道里的食物仍然能进入到胃里，这是为什么？原来，这是因为食物从食道进到胃里并不是靠重力，而是靠食道自身的一种特殊本领——蠕动。通过蠕动，即便是倒立过来，食物依然能被推送到胃里。

而且，我们倒立过来以后，胃里的东西是不会重新流到嘴里并流出来的，这是因为在胃与食道连接的地方有一种叫"括约肌"的肌肉，在正常情况下，只允许食道中的食物进入胃里，而不允许胃里的食物回到食道中。

不过，虽然倒立着可以吃东西，但是长期这么做毕竟对身体有害，所以还是不要尝试为好。

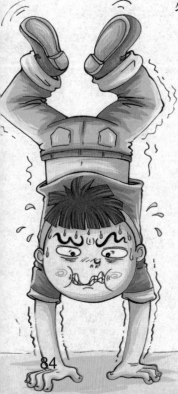

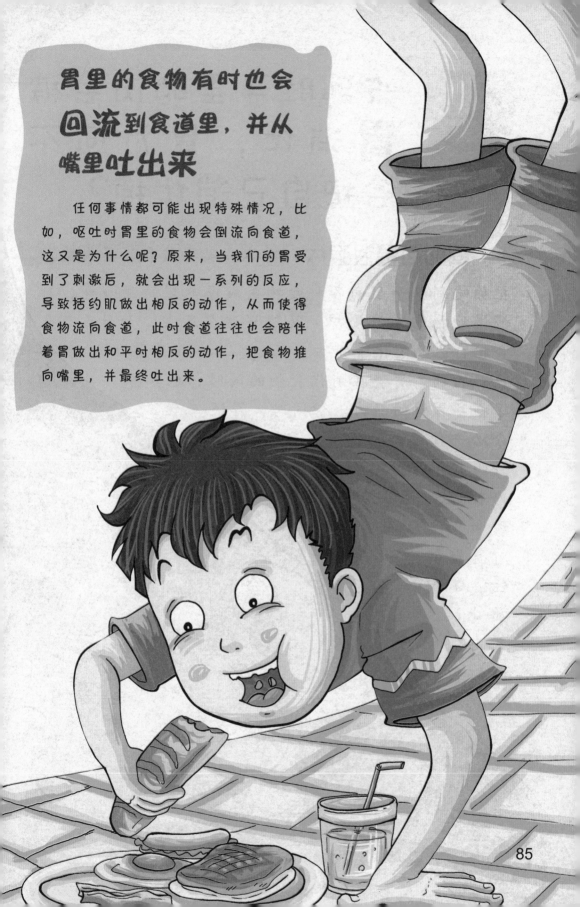

胃里的食物有时也会回流到食道里，并从嘴里吐出来

　　任何事情都可能出现特殊情况，比如，呕吐时胃里的食物会倒流向食道，这又是为什么呢？原来，当我们的胃受到了刺激后，就会出现一系列的反应，导致括约肌做出相反的动作，从而使得食物流向食道，此时食道往往也会陪伴着胃做出和平时相反的动作，把食物推向嘴里，并最终吐出来。

85

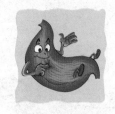

吃到肚子里的肉会被胃消化，胃为何不会把自己消化掉？

胃的力量很强大，它能分泌胃酸和胃蛋白酶，把你吃到肚子里的各种食物变成像熬烂的粥一样，再慢慢地把它们消化掉。既然胃这么厉害，为什么不会把自己也消化了呢？

的确，胃液在消化食物的同时，也具备了损害胃壁的能力。但同时，胃还分泌一种黏稠的物质。这种物质会附着在胃的内表面，防止胃酸和胃蛋白酶对胃壁的腐蚀。不但如此，胃内表面的黏

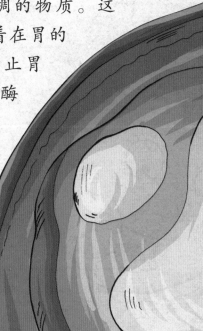

膜有一层紧密排列着的细胞，这种特殊结构也可以阻止胃酸的侵入。有了这两个保障，胃就不能把自己消化掉了，只得好好地在人体中继续工作。

有的人做过胃切除手术，你一定很想知道进行这种手术之后，胃的消化能力还有没有。答案是有的，因为医生只是将病人的胃发生病变的部分切除了，并没有完全切除。

"咕咕"叫的声音从哪儿来？

你有没有肚子饿得"咕咕"叫的经历？其实，这个声音是从胃发出的。当胃中的食物排空后，胃就开始收缩，这个时候，胃里的少量胃液和进食时一并吞下的少许气体被挤捏揉压，于是发出"咕咕"的声音来，提醒你赶快去吃点儿东西。

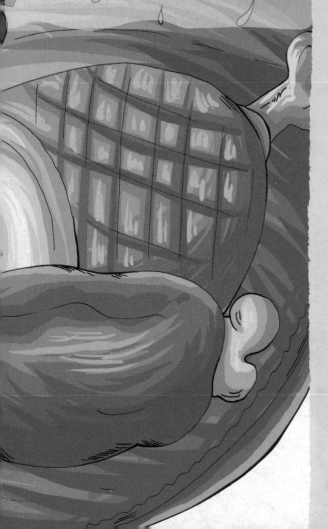

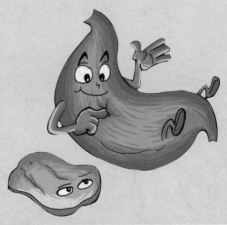

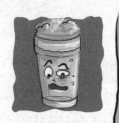

如果人不吃饭，只喝啤酒能活多久？

据说，如果一个正常的人3天不喝水或者7天不吃饭，就会面临死亡的威胁。那么，如果人类仅有的食物或饮水资源只剩啤酒，人类还能生存多久？

其实，啤酒主要是用大麦芽制成的，而大麦芽富含维生素。科学家通过实验发现，1升的啤酒只能提供人体日常所需的多种维生素的10%左右，主要是维生素B的家族，不含维生素A、维生素C和维生素D等。由此看来，虽然啤酒

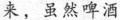

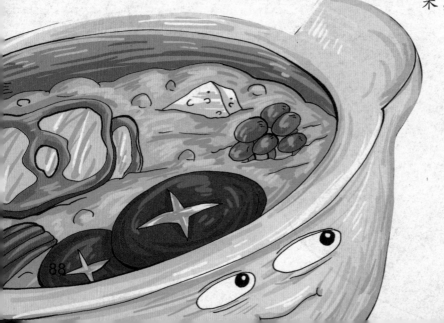

营养价值高，但是它并不能满足人体的营养需求。不只如此，仅靠啤酒维持生命会加重肝脏的负担，因为酒精的消化需要肝脏的鼎力支持。时间长了，会造成肝硬化等病患，对健康不利。不过，到目前为止，还不能确定人只喝啤酒能活几天。

吃海鲜和火锅时为何不能喝啤酒呢？

因为海鲜和火锅中含有的成分会与啤酒中含有的维生素B发生化学反应，导致人体血液中的尿酸含量增加，破坏原来的平衡；尿酸不能及时排出体外，容易形成结石或引发痛风。严重时，全身会长满红疙瘩，又痛又痒。

千万要记住哦！以后吃海鲜和火锅的时候，可千万不能喝啤酒哦！

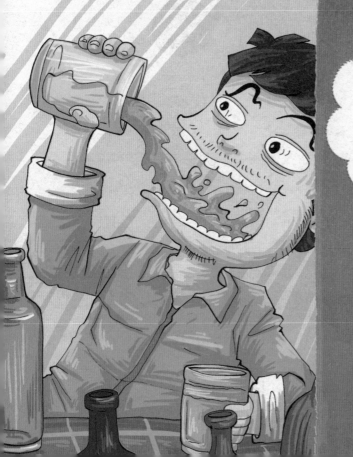

89

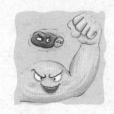

大人在**减肥**的时候，脂肪细胞是减少了吗？

一个正常的成年人体内脂肪细胞的总数约为400亿~500亿个，而那些胖人身上的脂肪细胞总数可达到1200亿个，甚至更多。

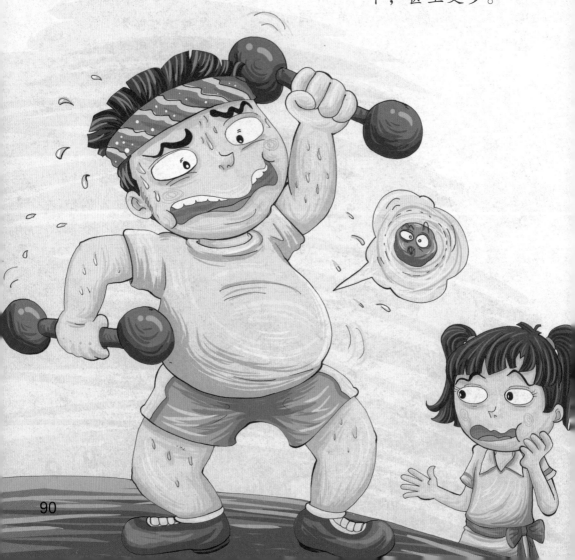

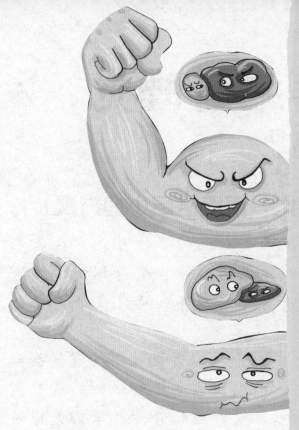

在同样的室温下，为何有的人感觉热，有的人感觉冷呢？

你知道吗，体内的脂肪越多，保温效果越好，身体越不容易散发热量，也就越觉得热。而体内脂肪含量少的瘦弱的人，情况则恰恰相反。这就是在同样的室温下，为何有人感觉热，有人感觉冷的原因。

如果一个成年人从一个大胖子变成正常人的身材，是他体内的脂肪细胞数量减少了吗？原来，发生这种喜人的变化，并不是因为减少了某些脂肪细胞，只是脂肪细胞变小了而已。当那些体内脂肪过剩的人把体重减到正常水平时，脂肪细胞要比正常情况下的体积小，这可能也是他们好不容易瘦下来后体重却容易反弹的原因之一。

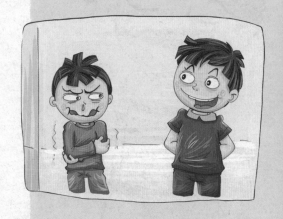

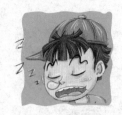

马能**站着睡觉**，人能吗？

如果能站着睡觉，那能省多少地方啊！卧室不需要多大，能站下两个人就行了。可是，人是无法站立睡觉的。因为人睡觉的时候，全身都处于放松状态，而人的膝盖又没有支架，那么用什么来支撑自己的身体呢？

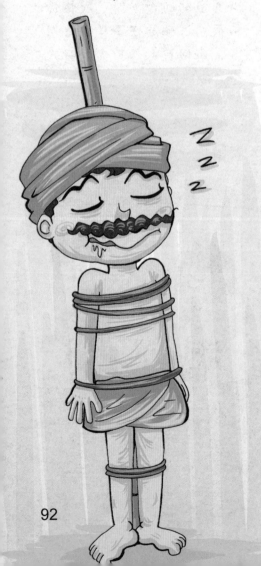

你听说过印度有一些以站立方式进行修行的苦行僧吗？他们几十年来都是像竿子一样站立生活的。他们睡觉的时候是什么样子的呢？原来，为了防止睡着的时候身体倒下，他们会将自己的身体捆绑在立着的竹竿上，然后再闭眼休息。这样看来，他们真是太虔诚了！

人无法没有依靠站着睡觉，却能坐在椅子上睡觉。在公交车、地铁或火车的硬座车厢里，都有很多疲惫不堪的人坐着就睡着了。但是坐着睡着以后，头或身体会不自觉地向前、向后

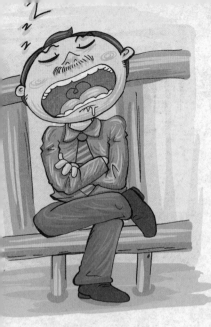

动物睡觉的姿势有哪些？

让我们来看看动物睡觉的姿势有哪些。

猴子总在树上睡觉，入睡时两臂紧抱树干，蜷伏成球状，与树干混为一体，保护自己不受伤害；蜘蛛吊在屋檐下睡觉时，脚上总有一根丝通到蛛网上，一旦有猎物撞网，蛛丝就动弹起来，蜘蛛马上就会醒来美餐一顿。

两边这，如没。还是觉或向倒，边依靠，还是会的。倾时果旁有依靠，你还会惊醒唉！还是躺着最舒服啊！

人不能站立睡觉，动物中能站立睡觉的却不少，比如马。你不禁会问，马为什么要站着睡觉呢？原来马的祖先可不敢贪图舒服呢，必须时刻保持警惕，以便及时迅速地逃避敌害。

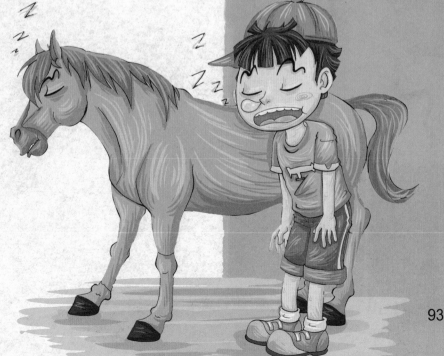

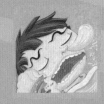

有的人呼噜声很大，为何自己不会被吵醒？

对于大目数人来说，听到人打呼噜真的是一件很痛苦的事情。可是你知道吗，打呼噜的人通常会把别人吵得不能入睡，却不会把自己吵醒。这是为什么呢？原来在人入睡之后，身体和大脑都进入睡眠状态，大脑对外界声音的反应能力会降低。因此，就不容易被自己的呼噜声吵醒了。

那么，为什么有的人会打呼噜呢？这是因为打呼噜的人呼吸道通

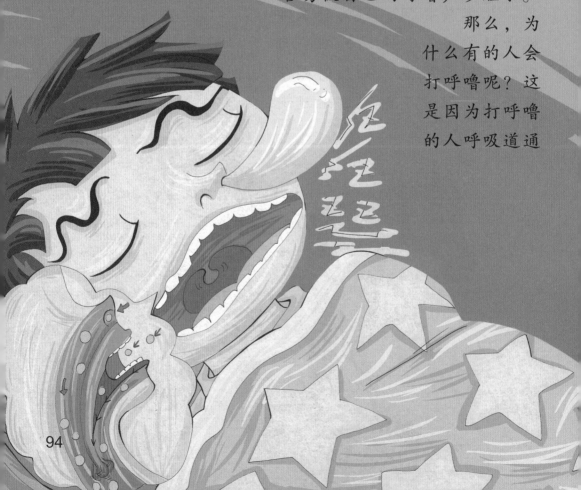

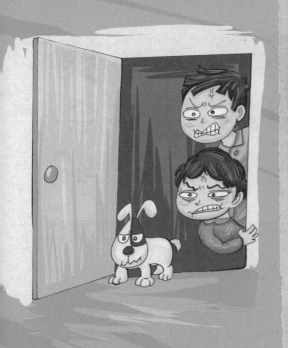

为什么有的人在熟睡时会磨牙呢?

如果你听到的不光是呼噜声,还有磨牙声,不知道你还能不能忍受。有的人在睡梦中,牙齿上下摩擦会发出声响。具体来说,磨牙可以分为3种情形:牙齿交互摩擦、"咯吱咯吱"地磨咬、上下牙齿磕碰。通常情况下,人们认为磨牙是由精神紧张而引起的。

打呼噜和人的胖瘦有关吗?

其实,肥胖是引起打呼噜的最重要的原因之一。如果人体过于肥胖,晚上睡觉时脖子上面的肥肉就会压迫呼吸道,使得呼吸道变窄,然后呼噜声就出现了。

常比正常人狭窄,在睡觉的时候,气流通过狭窄部位时,产生振动,从而出现呼噜声,严重时呼吸会暂时停止,危害人体的健康。除此之外,还有一部分人是因为自身患有其他疾病,从而导致打呼噜。

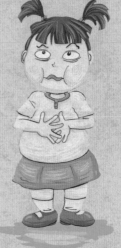

为什么会有"梦中梦"的现象？

我们做梦是因为在我们睡着后，本应该处于休息状态的大脑皮层依然活跃，在失去意识的控制后，开始自由地使脑海里出现一些或熟悉或奇幻的情景，也就是梦。那"梦中梦"又是怎么产生的呢？

其实，梦中梦和普通的梦并没有本质的不同，它们之间的区别仅在于：普通的梦是梦到了各种在发生的事情，而梦中梦却是梦到了在做梦，然而，被梦到的"在做梦"本身就是在发生的事情。

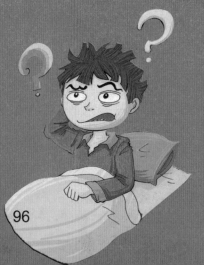

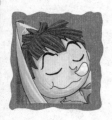

人的梦里还会有梦吗？

不管是男人还是女人，

不论是大人还是小孩，我们每个人都会做梦，梦的内容也是千奇百怪，醒来后就忘了。那么，在我们做梦的时候，还会梦到自己在做另一个梦吗？

答案是会的。

因为确实有些人有过这样的经历，比

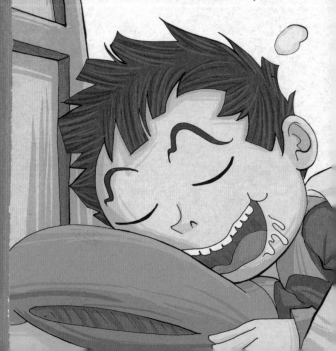

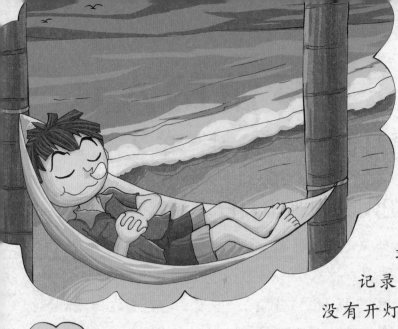

如一个人做了一个恐怖的梦，被吓醒了，于是他想把这个梦记录下来，可是记录到一半才发现没有开灯，不开灯黑乎乎的怎么记录呢？这么一想他发现自己刚才"记录梦"的这件事其实还是在做梦，于是他就按灯的开关，但是灯总也不亮。突然，他发现刚才"按开关"这件事也依然是梦。于是打开灯，起床去找纸笔，但是纸笔不在桌上，心里想："怎么会不在呢？昨天我明明放在这儿的。"此时才再次意识到自己"找纸笔"这件事还是在做梦，是在梦中的桌上找纸笔，所以找不到，于是又一次醒了过来，这才是真正地清醒了。

这种梦里有梦的现象叫作"梦中梦"，是不是很神奇呢？所谓梦中梦就是发现了自己刚才是在做梦，并觉得现在是醒着的，而实际上他还是在做着梦。

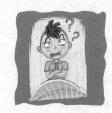

正在**梦游的人**被叫醒，会怎样？

据说，如果看到一个人在梦游，千万不要去叫醒他，因为如果把他叫醒，他可能会突然死掉呢。事实果真这么严重吗？

千万不要把"据说"当真。当你叫醒正在梦游的人时，他可能会被吓一跳，或是感到无所适从，但从来没有听说过有人因此而被吓死的。健康专家表示，一个人因为梦游时被叫醒而吓死的概率，其实就像一个人因为梦见自己死掉而真的死掉一样，可以说是微乎其微的。

那么，遇到梦游的人，应该怎样做最好呢？首先是注意安全。防止梦游的人做出伤害自己或他人的事情。想办法把梦游者领回床上去睡觉，是这种情况下最好的办法。

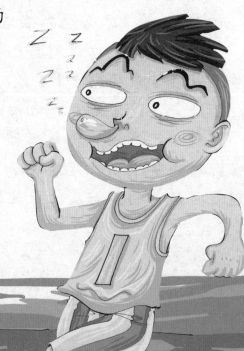

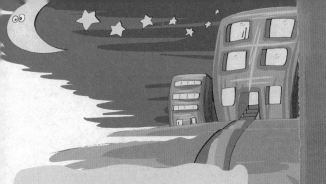

梦游的特点

令人好奇的是，梦游的人眼睛是张开的，却对周围的人视若无睹，不过对环境还有些反应，所以会自动避开阻挡物，不会跌倒；梦游的人清醒之后，完全不记得他在梦游的时候做了什么。

人在梦游过程中会有哪些举动？

梦游症只是各种睡眠紊乱症中的一种。有些人在梦游时会穿着内衣裤出门，有些人则会一个人起身去厨房做饭，做好饭后一口也不吃又回房间继续睡觉。其实，对于大部分人来说，在梦游过程中所做的都是些平常的举动，比如起身坐在床上，在房间里走动，或是自己穿衣服、脱衣服等。然而，有少数梦游者在梦游时却会进行更为复杂的活动，包括做饭、爬窗户、开车等。有时候整个过程只会持续几秒钟，有时候则长达30分钟甚至更长。

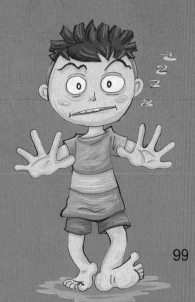

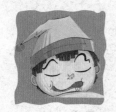

从梦中醒来再**继续睡觉**，梦还会继续吗？

我们大多数人在睡觉的时候都会做梦。

在梦里，各种奇怪的事情都会出现。有时候梦见自己掉进山崖，有时候梦见自己被野兽追逐，有时候梦见自己和小朋友在一个神秘的地方玩耍……梦里的情景要多奇怪，有多奇怪！

日常生活中，我们都有过这样的经历：正在做梦的时候被人叫醒，之后再睡着的话，原来的梦就不会出现了。难道我们做的梦不能继续下去吗？日本的科学家做过研究。

他们发现，如果把一个人从梦中叫醒，之后再让其睡着，这个人并没有继续把

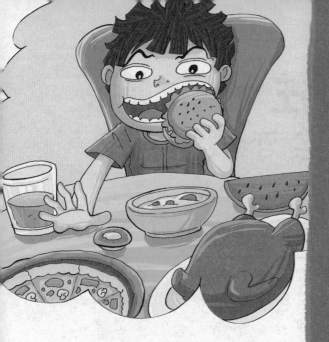

动物也会做梦吗?

　　美国科学家为了研究动物是否也会做梦，对猴子进行了这样的试验：把一个屏幕放在一只猴子的面前，屏幕上反复出现同一幅画面；每当屏幕上出现这一画面时，就强迫猴子推动身边的一根杠杆。过了一些日子后，猴子形成了条件反射，它一看见那幅画面，就主动去推杠杆。后来，科学家发现，这只猴子在睡眠中也会不时地去推那杠杆。这表明猴子在睡梦中"看见"了那幅画面。

　　科学家还对其他的一些动物进行研究，发现鸟类和哺乳动物都是会做梦的。

原来的梦做下去。尽管我们经常做梦，而且还会反复做同样的梦，但是，很少有人可以把断了的梦继续做下去。

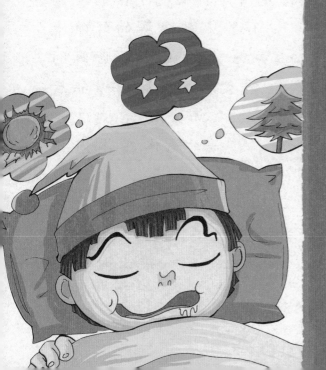

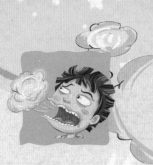

忍住一个嗝，
它会变成屁吗？

不停地打嗝会让身体感到不舒服，而放屁虽然会让人感觉身体畅通，却总令人难堪。不知你想过没有，同样是出气，打嗝和放屁各是什么原因引起的呢？忍住一个嗝，它会变成屁吗？

你在吃东西时，会将空气和食物一起吞下，空气在胃里翻转了一阵子之后就会跑出来。所以，打嗝一般都是由于饮食过饱引起的。

屁的产生就有些复杂了，主要是因为我们吃下去的食物中，有些未被分解的纤维素和糖类，成了大肠菌的食物。大肠菌饱餐后就会排气，这些气体在体内积累，最后由肛门排出，形成了屁。排出时，由于肛门括约

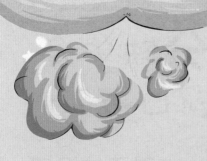

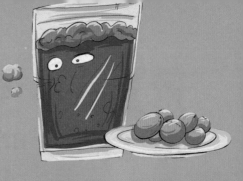

肌的作用，有时还产生响声。所以，放屁是肠道正常运行的一种表现。

打嗝和放屁都是人体的消化系统在排放气体，所以它们基本上可算是一回事，只是排放出口正好相反。所以，如果你忍住一个嗝，它真的很可能就会变成屁。

为什么喝了碳酸饮料会常打嗝，而吃了豆子会常放屁？

如果你用力摇晃一瓶没有开封的碳酸饮料，那么当拧开盖子的那一刻会有一股气体冲出来，这是因为碳酸饮料里包含了加压的二氧化碳，会产生气泡。喝了这种饮料，气体就会在你的胃里积累，直到它们喷发出来，变成嗝。豆子是一种很难消化的食物，它含有大量的纤维素，而大肠菌群却非常喜欢分解含有纤维素的物质。大肠菌群在分解的过程中，会释放很多气体，这些气体向下聚集到直肠中，然后迅速由肛门排出变成屁。

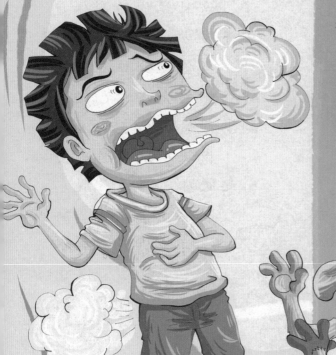

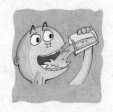

人体的**水分**缺失多少时会感到口渴?

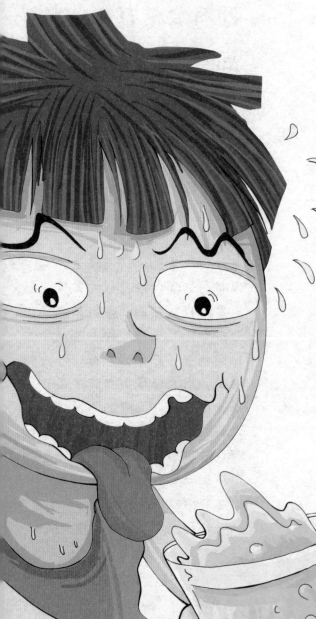

水对于生命至关重要。一个人如果不喝水,用不了几天就会离开这个世界。

千万不能等到口渴的时候才想起喝水啊!因为人的身体里约有2/3的物质都是水,当你感到口渴时,你的身体已经处于缺水状态了,这时候你的身体里少了多少水分呢?据统计,当你感到口渴时,你身体的失水量已经达到了自身体重的2%。

当缺水严重时,会引起脱水。对于"脱水状态",你了解多少呢?脱水是指人体由于病变,消耗了大量的

104

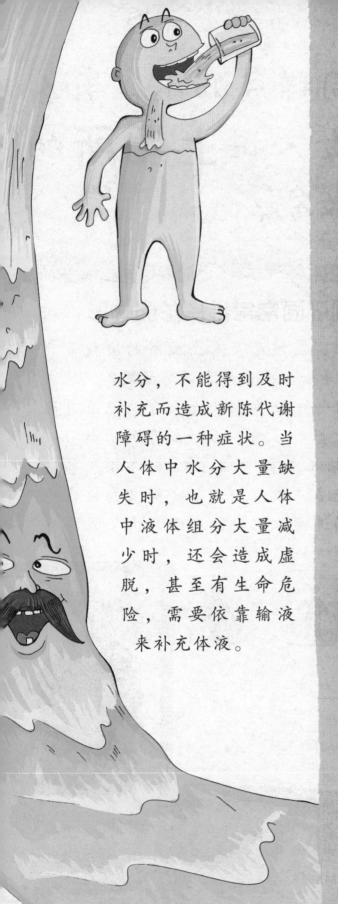

怎样喝水才好?

抱着水瓶痛饮?可不能这样做。进入体内的水分只有一部分可以被人体吸收,一次喝太多就会增加胃肠负担。因此,喝水时要一口一口地喝,每次喝200～250毫升,这样才能使身体很好地吸收和利用水分。

一个健康的人每天至少要喝5～6杯水(约1.6升),进行了大量的运动或者天气炎热时,喝水的量要相应增加。

现在,喝矿泉水、纯净水的人很多,喝这样的水真的好吗?可别相信这些水真的对你的健康有帮助,最好还是选择新鲜的白开水。白开水是天然状态的水经过多层净化处理后煮沸而来,水中的微生物已经在高温中被杀死,而开水中的钙、镁等元素对身体健康有益。

水分,不能得到及时补充而造成新陈代谢障碍的一种症状。当人体中水分大量缺失时,也就是人体中液体组分大量减少时,还会造成虚脱,甚至有生命危险,需要依靠输液来补充体液。

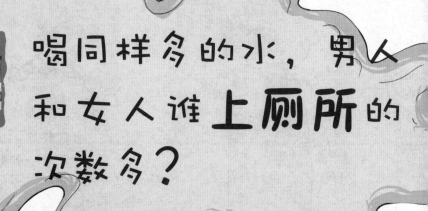

喝同样多的水，男人和女人谁**上厕所**的次数多？

想想女卫生间外面常常排长龙的情形，就会明白，和男人相比，应该是女人上厕所的次数多。这是为什么呢？难道是女人太爱喝水的缘故吗？

科学家通过实验——让男人和女人分别记录自己一天24小时喝水的次数和水量，以及排尿的次数——发现女人比男人尿频不是因为喝了较多的水。事实上，男人一般喝水较多，但他们却不会那么勤快地跑厕所。那么，他们喝进身体里的水到哪儿去了呢？肯

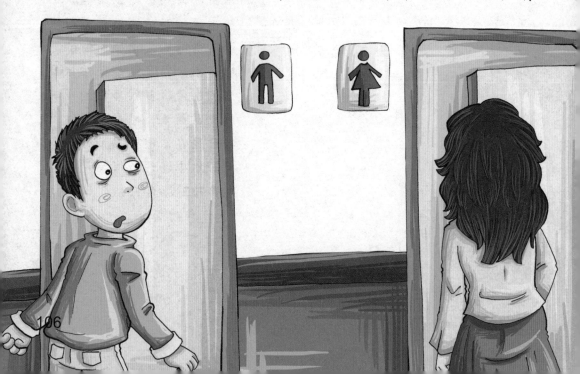

定是贮存在膀胱里呀！当男人终于产生尿意的时候，他们的尿量往往比女人来得大，看来男人比女人的膀胱容量大。

你知道吗，如果你的膀胱里贮存的尿液超过150毫升，你就会有尿意。健康的成人一天尿量约为1.5～2升。膀胱的容量约为500毫升。尿液积存达150毫升左右时，膀胱内的压力上升，就会产生尿意，但仍能忍住；如果超过300毫升，内压急速上升，这时可能就需要去厕所了。

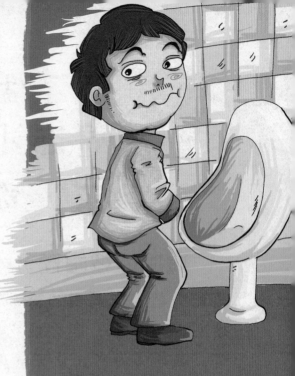

膀胱是怎样的一种器官呢?

膀胱的形状像个袋子，男性的膀胱位于直肠前方，女性的膀胱位于子宫与阴道前方。膀胱壁由内而外依次是黏膜层、肌肉层和外膜。肌肉层由平滑肌组成，通过收缩运动可以将尿液送到尿道。

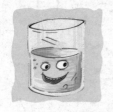

为了生存，如果只能喝海水或者**自己的尿**，你会选哪个？

假如你被困在了一个孤岛上，非常渴，可是能喝的除了周围的海水外，只有自己的尿，你会选择哪个呢？尿？怎么能喝呢？多恶心啊！还是喝海水吧。选择喝海水，你可就选错了。

因为海水里含大量的盐分，你会越喝越渴。而我们的尿液由于是从体内排出的水分，所以含盐量和渗透压都与体内的水分差不多。从严格意义上说，喝尿不是为了解渴，而是为了求生。你知道吗，人的肾脏能够很好地浓缩尿液，人喝下尿液以后，肾脏将得到部分水分，从而可以将体内的代谢废物以更加浓缩的尿液排出去。不过，当肾脏浓缩尿液的能力达到极限时，喝尿也不管用了。

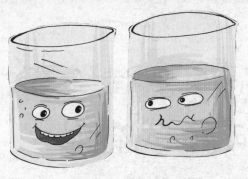

因此，尿虽然不太好喝，也不能有效地解渴，但在人缺水的状态下可以延长生命。

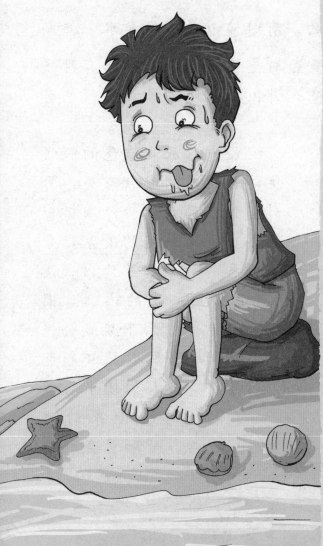

喝血能解渴吗？

如果你实在喝不下去尿液，割开手指喝血会不会解渴呢？我们知道，血液是由血浆和血细胞组成的，而血浆中有90%以上的成分是水，所以，如果喝足够多的血液，是可以解渴的。但是，前提是不能喝自己的血。像前面所说的割开手指喝自己的血，血液从你的身体里流出来，再喝进你的肚子里，怎么能够起到补充水分的作用呢？

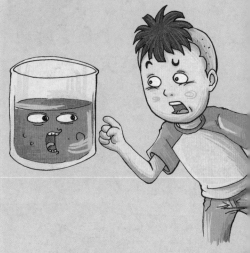

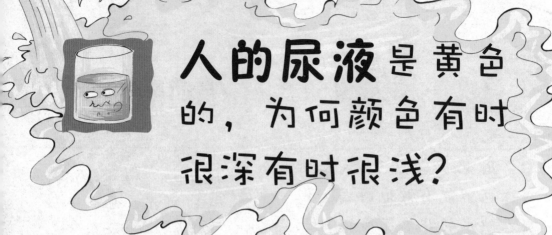

人的尿液是黄色的，为何颜色有时很深有时很浅？

你小便的时候一定也留意过尿液的颜色吧？有时候看着黄黄的，有时候看着又像是水一样颜色很浅。其实，尿液一直都是黄色的，只不过有时候黄色很明显，而有时候不明显。为什么尿液的颜色有时候深有时候浅呢？

原来，尿液颜色的深浅主要与尿中的成分有关，另外与饮水的多少、汗液排出的多少也有一定的关系。尿中的各种成分都是体内代谢的产物，成一定的比例。因此，在正常的情形下尿液会保持一定的浓度，所以尿液颜色也较为固定。当人们饮水较多时，排尿的次数和量会相应

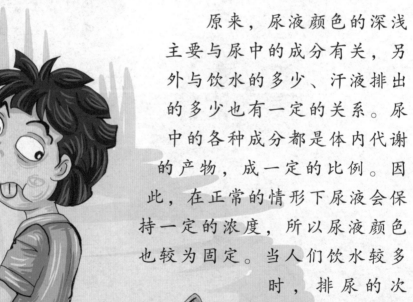

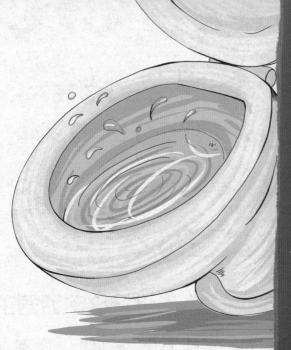

尿有哪些**成分**?

人每天至少能排泄出装满4个以上易拉罐的尿液。尿液中有95%是水,此外还包含溶解的盐分和其他物质,其中主要有尿酸和尿素等。

增加,此时尿液会呈浅而透明的黄色,感觉就像是在尿"水"。当喝水较少或出汗很多的时候,排尿的次数和量则会相应减少,此时尿液就变成了深黄色。

不过,如果尿液的颜色呈现深褐色、白色或红色,那你就需要尽快去看医生了。

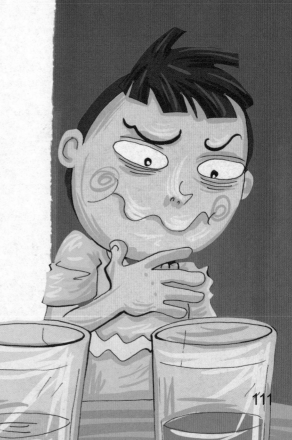

111

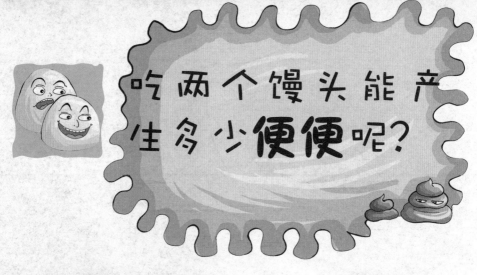

吃两个馒头能产生多少**便便**呢?

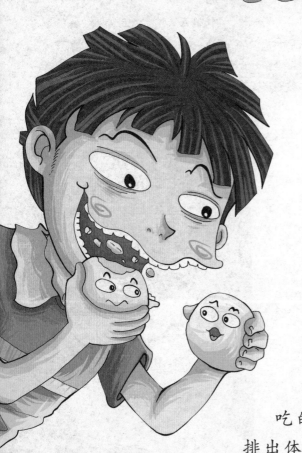

讨论这个话题不用不好意思。谁都知道,吃进肚子里的食物会被消化掉,其中有用的营养物质会被吸收,没用的废物就会被排出体外。一般情况下,一日吃三餐、排一次便的规律对人体的健康非常有益。

所谓有进必有出,于是你也许会问,我们吃的食物会有多少变成粪便排出体外呢?举个例子,吃两个馒头能产生多少便便呢?想知道,很简单:在某一天当中,你只吃馒头,数数吃了几个,计算拉了几次便便，把它们集中起来称一下，再做一个简单的除法，就能知道答案了。一个成年人每天产生的便便的量约为100～300克。

有时候，吃的食物种类会不可避免地对便便产生影响。如果你吃了大量豆类和谷物类等高纤维素食物，就会产生更多的便便。

便便的形状

如果一个人很健康，排出的便便形状就像香蕉。当然，香蕉状是指便便刚刚从你的肛门里排出时的样子，等到了马桶里就会变形了。你每天排出两根半"香蕉"，是最理想的状态。你知道吗，抵达肛门之前，由于大肠有蠕动功能，便便在大肠里以10厘米每小时的速度移动，排便很顺畅。如果这个人得了便秘，便便的移动速度就会减慢，水分也不足，排出来的便便会像羊屎蛋一样又小又硬。

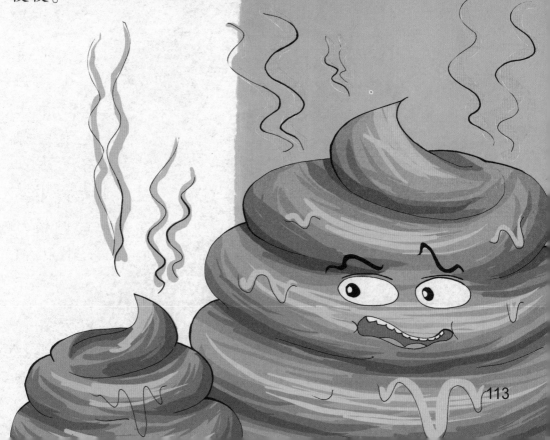

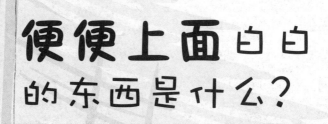

便便上面白白的东西是什么？

有时候，便便上面会有一些白白的东西，它是什么呢？

原来，那些是蛲虫。蛲虫的成虫非常小，肉眼看上去，它们就像是一条白线。

成年蛲虫会在夜晚的时候，爬到肛门

114

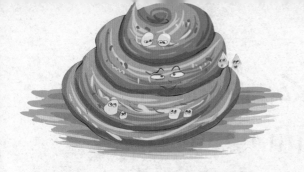

处排卵，短时间内就能产下成千上万个卵。这些虫卵会随着人的活动散布在衣物、玩具、家具等许多地方。如果你感到肛门瘙痒，用手抓挠，也会污染到你的手和指甲。接下来，如果你不洗手就去抓东西吃，虫卵就"病从口入"，跑到了你肚子中，又变成了蛲虫。同时，还可以引起家庭成员间的相互感染。

如何减少蛲虫的"入侵"？

首先，养成良好的卫生习惯，饭前便后要洗手，勤剪指甲，纠正咬手指或其他物品的坏习惯；其次，不饮用生水，不吃生冷的蔬菜、肉类等；最后，保持居室内的清洁卫生，经常清洗餐具、用具等，并将被褥和用过的物品放在太阳光下暴晒，以杀灭虫卵。

便便为什么有时是稀稀的？

我们拉便便的时候，一般会拉出好几条来，可是有时候，便便却稀稀的，这是怎么回事儿？

我们都知道，吃进肚子里的食物经过一系列消化和吸收后，剩下的那些食物残渣就是便便。便便里含有食物中不能被人消化的纤维素等。当我们拉出比较稀的便便时，就说明我们的肠胃可能出现了问题，导致吃进去的食物消化吸收得不彻底，排出来时含有过多水分。

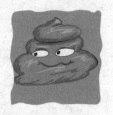

为什么食物香喷喷，而便便却**臭烘烘**呢？

不要不承认，拉完便便以后不冲水，而是捂住鼻子趴在马桶边研究它的形状、颜色，这种事你肯定干过。

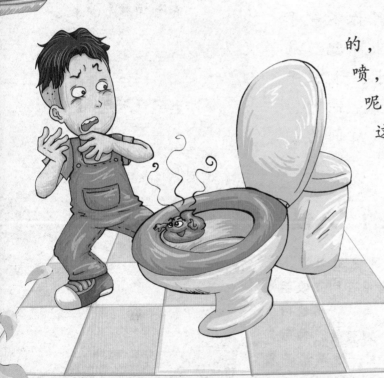

便便是食物变成的，为什么食物香喷喷，而便便却臭烘烘呢？原来，带给你这种非凡享受的是一种叫作细菌的小东西，它在便便里鼓捣来鼓捣去，最后制造出这种让你

116

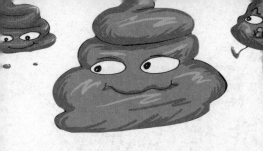

不得不捂鼻子的气味。

便便为什么总是呈现出暗褐色呢？这说明你的身体很健康。如果你看到你的便便呈现黑色、绿色、红色、灰色，千万别在这儿独自欣赏了，赶紧告诉妈妈，这是生病的信号。

便便有时沉在水底，有时浮在水中，这是为什么呢？如果你想说这是为了让你更好地观察它，那你就太可爱了。便便最好是半沉半浮，表示含有较多的纤维素；很干脆地沉到水底的便便，含纤维素太少，是不好的便便。

怎样让我们更健康？

1.多摄取纤维素，多吃五谷蔬菜、多喝水。如果从来不吃米饭面食，只吃一点儿蔬菜水果，然后靠零食来支撑，那就不能提供足够的原料，大肠制造的便便会很少。若大肠长期无事可做，机能就会慢慢降低，开始罢工。

2.要天天补充乳酸菌产品，少吃动物性蛋白，让肠道中的有益菌保持优势。

3.有的人从来不运动，使得肠道蠕动减弱，推动便便的时候有气无力。所以要多运动，多锻炼腹肌、腰肌，同时还要懂得休闲和适时放松，避免精神紧张。

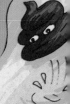

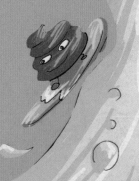

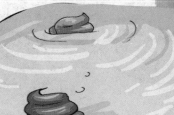

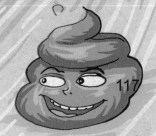

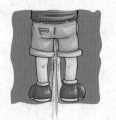

如果把屁收集起来，能把它点燃吗？

大多数人平均每天会放十几次屁， 你有没有数过自己一天放过几次屁呢？正常人的体温大约是37摄氏度，从体内释放出来的屁，温度也应该在37摄氏度左右。这个温度的气体能燃烧吗？其实，屁是否能燃烧和它的温度没关系，而和其中所含的成分有关系。

便便之所以臭是因为细菌分解的产物所致，而屁发出臭味是因为其中含有某些具有臭鸡蛋味道的气体。这些气体的产生与你吃的食物有关。如果有一天，你一个劲儿地放臭屁，把身边的人都熏跑了，那你就得静下心来好好想想，自己吃了哪些东西——很可能是大豆和栗子。

要是想办法把每天放的屁都收集起来，不仅能将其点燃，甚至还能发生爆炸。屁中所含的某种可燃气体的量有时会很高，哪怕一丁

118

点儿火花都可能引起爆炸。所幸的是，屁中的可燃气体含量并不是总保持在引爆的临界值，而且进入空气的屁会很快被稀释。

即便如此，在航天飞船等一些特定的场所，我们也不能大意。你知道吗，航天员放屁就有可能产生火花，后果不堪设想。

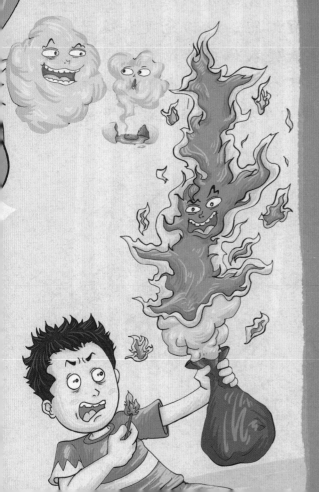

屁的价值

看病的时候，医生常常会询问病人放屁的情况，这有助于了解病人的消化功能。此外，外科医生在对病人进行腹部手术后，对病人是否放屁（即"排气"）特别关心。如果连连放屁，则表明胃肠蠕动已经恢复正常，可以吃东西了；如果手术后3～4天仍不放屁，那就要采取相应措施，设法把屁引出来。

放屁有哪些情形？

如果有人好几天都不放屁，不拉屎，腹痛阵阵，这往往是肠道出了毛病；如果屁声连连作响，臭气熏人，可能是消化不良，或吃了太多的肉类；如果屁声如雷，却不太臭，大多是因为贪食富含淀粉的食物。

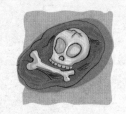

人死后尸体会腐烂，活着的时候人体为何不会腐烂呢？

难以想象，我们死去以后，身体会变成什么样子。但毫无疑问，它会慢慢地腐烂。那么，人活着的时候，身体为什么不会腐烂呢？

你知道吗，在人体的免疫系统里有很多"卫士"，当我们活着的时候，它们存在并活跃于体内，任务是发现任何侵入人体的异物并加以消灭。一旦我们死后，我们机体的所有细胞，包括免疫系统里的细胞都会死去，这就意味着侵入体内的细菌可以自由地繁殖了。很快，整个身体就变成了数以亿计的细菌的"免费的午餐"，腐烂过程开始了。

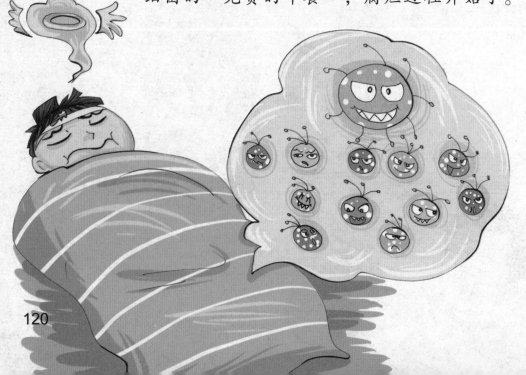